\ 誰でも使える！/

病気・けが・救助の

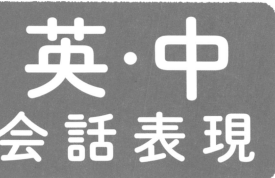

英・中
会話表現

監修 聖路加国際病院

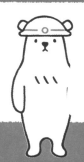

JN104193

ESP
Basic

アルク

　街で具合の悪そうな人を見掛けたとき、その人が顔見知りでない限り、「大丈夫ですか？　何かお手伝いしましょうか？」とはなかなか声を掛けにくいものです。まして、その人が外国人の場合はなおさらでしょう。でも、具合の悪いときに、日本人であろうと外国人であろうと周囲の誰かから声を掛けてもらった経験のある人なら、それがどれほど心強いことか、ご理解いただけると思います。

　本書は、体の不調などで困っている（多くの場合、困っていることさえ伝えられないでいる）人を手助けするための英語・中国語の会話表現を、相手が陥っている状況ごとに紹介したハンドブックです。また、各状況における対応上の注意点や、できるとなおよい応急処置なども知ることができます。

　近年、外国の方に出会う機会が増えたことを実感している人も多いでしょう。新型コロナウイルスの影響があるとはいえ、今後も私たちは、多くの外国の方と関わり合っていくことになると予想されます。そうした人にとっての困った状況・不安な状況に遭遇したとき、躊躇せずに、本書を参考に声を掛けていただければと思います。その先にどれほどすてきな未来が待っているか、想像は尽きません。本書がその未来へのきっかけとなることを願っています。

聖路加国際病院 副院長・救命救急センター長

石松 伸一

Contents

第1章　病人へのとっさの対応

第2章　けが人へのとっさの対応

第3章　困っている人を手助け

第4章　災害時の対応

付　録

本書の使い方

- 本書の主要部分は4つの章で構成されており、章ごとに複数のSceneを扱っています。
- Sceneは全部で18あり、病気・けが、災害などに関連した、街角で遭遇しそうな場面・状況での会話を紹介しています。

第1章〜第4章

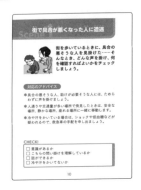

各Sceneの1ページ目では、そのSceneで扱っている状況で取るべき対応のアドバイスと、相手に確認すべきこと（CHECK!の各項目）が示されています。

病気・けがなどで困っている人に手を差し伸べる際に、まず参照するとよいでしょう。

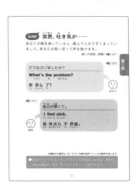

各Sceneの2ページ目以降では、あなた（困っている人に声を掛け、助けようとする人）と相手（病気やけがで困っている人）とのやりとりを通して表現を学びます。

会話での発言ごとに、日本語、英語、中国語を掲載しています。英語と中国語にはカタカナで読み方を併記してあります。日本語と英語は音声付きです（p. 8参照）。

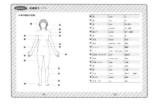

付 録

「日英中対応！ 医療語句リスト」では、医療の現場に頻出の語句を紹介しています（英語と中国語はカタカナ表記付き）。

「体の部位の名称」のページはイラスト付きなので、指さし会話などに活用できます。

音声ダウンロードについて

本書の英語と日本語の音声は、パソコンまたはスマートフォンでダウンロード可能です（どちらも無料です）。
<u>※中国語部分の音声はありません。</u>

パソコンにダウンロードする場合

下記のウェブサイトから、音声ファイル（MP3形式。zip圧縮済み）をパソコンにダウンロードできます。

アルク「ダウンロードセンター」
https://www.alc.co.jp/dl/
＊書名もしくは商品コード（7020051）で検索してください。

スマートフォンにダウンロードする場合

スマートフォンで音声の再生ができる語学学習用アプリ、「語学のオトモ ALCO」をご利用ください。再生スピードの調節、リピート再生、秒数指定巻き戻し・早送りなど便利な機能も多数あります。

ALCO について
https://www.alc.co.jp/alco/
＊ Android、iOS に対応しています。

※ダウンロードセンター、ALCO ともに、サービスの内容は予告なく変更する場合があります。あらかじめご了承ください。

音声のマークについて

🔊 001	本書で使用しているこのマークは、「**音声ファイル001に対応しています**」という意味です。 ●「通しの会話（英語）」のファイルには、その部分全体の英語の会話音声が収録されています。 ●それ以外のファイルには、各フキダシの音声が「日本語→英語」の順に収録されています。

第1章

病人へのとっさの対応

街で具合が悪くなった人に遭遇

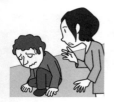 街を歩いているときに、具合の悪そうな人を見掛けた……そんなとき、どんな声を掛け、何を確認すればよいかをチェックしましょう。

対応のアドバイス

✳具合の悪そうな人、助けが必要そうな人には、ためらわずに声を掛けましょう。

✳人通りや交通量が多い場所で発見したときは、安全な場所、静かな場所、座れる場所に一緒に移動します。

✳冷や汗をかいている場合は、ショックや低血糖などが疑われるので、救急車の手配を申し出ましょう。

CHECK!

☐ 意識があるか
☐ こちらの問い掛けを理解しているか
☐ 話ができるか
☐ 冷や汗をかいてないか

会話例 **突然、吐き気が……**

あなたが街を歩いていると、路上で人がうずくまっていました。あなたは思い切って声を掛けます。

通しの会話（英語）🔊 001

🔊 002

> どうなさいましたか？
>
> **What's the problem?**
> ワッツ　　ザ　　プロブレム
>
> 你 怎么 了？
> ニィ ヴェンマ ラ

あなた 🙂

🔊 003

> きぶん わる
> 気分が悪くて。
>
> **I feel sick.**
> アイ フィーゥ スィック
>
> 我 有点儿 不 舒服。
> ウオ ヨウディアル ブゥ シュウフ

相手 🙁

※解説中の番号は、各フキダシの横の音声ファイルの番号を表します。

💬 002の「どうなさいましたか？」はWhat's wrong?、What's the matter?／怎么 了？などと言うこともできます。

◀)) 004

あそこに座りましょう。一緒に来てください。

Let's sit down over there. Please
レッツ　スィッ　ダウン　オウヴァー　デア　　　　プリーズ

follow me.
フォロウ　ミー

那 你 跟 我 到 那边 去 坐坐 吧。
ナァ ニィ ゲン ウオ ダオ ナァビエン チュィ ヅゥオヅゥオ バ

あなた

◀)) 005

ありがとう。

Thank you.
サンキュー

谢谢。
シエシエ

相手

●004の英語は、Pleae follow me. の代わりに、「こちらへどう
ぞ」を意味する This way, please. を使ってもいいでしょう。
ディス　ウェイ　プリーズ

座れる場所に一緒に移動したあなたは、相手に症状を尋ねます。

通しの会話（英語）◀)) 006

◀)) 007

吐き気はありますか？

Do you feel like vomiting?
ドゥ　ユー　フィーゥ　ライク　ヴォミティン

你 是否 感觉 想 呕吐?
ニィ シーフォウ ガンジュエ シアン オウトゥ

あなた

◀)) 008

はい、あります。実は今朝、吐きました。

Yes. Actually, I vomited this morning.
イエス　アクチュアリ　アイ　ヴォミティッ　ディス
モーニン

是 的。我 早上 就 吐过 一 次。
シー ダ ウオ ヅァオシァァン ジウ トゥグゥオ イィ ツー

相手

13

◀)) 009

痛いところはありますか?

Does it hurt anywhere?
ダズィット　ハーツ　エニウェア

你 觉得 哪儿 疼 吗?
ニィ ジュエダ ナアル テゥン マ

あなた

◀)) 010

ひどい頭痛がします。

I have a terrible headache.
アイ　ハァヴ　ア　テリブゥ　ヘデイク

我 头 疼 得 厉害。
ウオ トウ テゥン ダ リィハイ

相手

14

相手の症状を聞いたあなたは、病院に行くことを勧めます。

通しの会話（英語）🔊 011

🔊 012

原因が分かりますか？

Do you know what's causing it?
ドゥ　ユー　ノウ　　ワッツ　　コーズィンギッ

你 知道 是 什么 原因 吗?
ニィ デーダオ シー シェンマ ユエンイン マ

あなた

🔊 013

よく分かりません。ここ2、3日、痛いんです。

I'm not sure. I've had it for a few
アイム　ノッ　シュア　アイヴ　ハァディッ　フォー　ア　フュー

days.
デイズ

我 也 不 知道, 这 几 天　总是
ウオ イエ ブゥ デーダオ チョァ ジィ ティエン ヅォンシー
头疼。
トウテゥン

相手

15

🔊 014

お医者さんに診てもらった方がいいと思います。この付近で病院を探しましょうか？

I think you should see a doctor.
アイ　スィンク　ユー　シュッ　スィー　ア　ドクター

Shall I look for a hospital near
シャライ　ルック　フォー　ア　ホスピタゥ　ニア

here?
ヒア

你 还是 去 医院 看看 吧。
ニィ ハイシ チュイ イィユエン カンカン バ

要 不 要 我 帮 你 找 一 家 附近 的
ヤオ ブ ヤオ ウオ バァン ニィ チャオ イィ ジア フゥジン ダ

医院?
イィユエン

あなた

●014の2文目の英語は、look forの部分をfindにして言うこともできます。

●「この付近で病院を探しましょうか？」の代わりに、「スマホで最寄りの病院を探しましょうか？」などと言ってもいいでしょう（英語・中国語の表現はp. 47参照）。

16

乗り物の中で苦しそうな人に遭遇

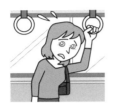

乗り物の中で具合が悪くなったときの不安は、経験のある人には分かるはず。まして自分が外国人という立場だったら……。手助けの方法をここで確認しましょう。

対応のアドバイス

✴ 乗り物の中で転倒すると危ないので、体を支え、座れる場所を探します。

✴ 空いた席がなければ譲ってもらうか、乗り物を降りてベンチなどに案内するようにしましょう。

✴ 意識がなかったり症状が重かったりする場合は、救急車を手配します。

CHECK!

☐ 意識はあるか
☐ 歩けるか
☐ 話ができるか
☐ 頭痛や吐き気はあるか
☐ 手足のしびれがあるか

会話例 **乗車中、目まいが……。**

あなたは電車の中で、具合の悪そうな人を見掛けました。

通しの会話（英語）■）015

■）016

大丈夫ですか？

Are you OK?
アー　ユー　オウケイ

你 没事 吧?
ニィ　メイシー　バ

あなた

■）017

ひどい目まいが……。

I feel very dizzy ...
アイ　フィーゥ　ヴェリ　ディズィ

我 头 晕 得 厉害 ……
ウオ　トウ　ユィンダ　リィハイ

相手

●「大丈夫ですか？」は英語でAre you all right?と言うことも
　できます。

次の駅で降りましょう。私にもたれかかっていいですよ。

Let's get off at the next station.
レッツ ゲッ オフ アッ ダ ネックステイシャン

You can lean on me.
ユー キャン リーン オン ミー

那 到 下 一 站 下 车 吧。
ナァ ダオ シア イィ チャン シア チョァ バ

你 可以 靠在 我 身上。
ニィ クァイィ カオヅァイ ウオ シェンシャァン

あなた

● 「私にもたれかかっていいですよ」の代わりに、「私の腕をつかんでください」などと言ってもいいでしょう（英語・中国語の表現はp. 57、p. 114参照）。

19

一緒に電車を降りたあなたは、相手をホームのベンチに
案内します。

通しの会話（英語）◀️》019

◀️》020

ここで休みますか？　楽な姿勢を取ってみ
てください。

Would you like to take a rest
ウッジュー　　　ライッ　トゥ　テイカ　　レッス

here? Please try and
ヒア　　　プリーズ　チュライ　アン

make yourself comfortable.
メイキョアセッフ　　　　　　　カンファタブゥ

你 要 不 要 在　这儿 休息 一会儿？
ニィ　ヤオ　ブ　ヤオ　ヅァイ　ヂョアル　シウシ　イィホアル
让　身体　保持　舒适　的　姿势。
ロァアン シェンティー パオチー　シュウシー ダ　ツーシー

あなた

◀️》021

横になってもいいですか？

Can I lie down?
キャナイ　ライ　　ダウン

我 可以 躺下 吗?
ウオ カァイィ タァンシア マ

相手

20

もちろん。ここの、私のバッグに足を乗せてください。頭痛や吐き気はありますか？

Sure. Please put your feet on my
シュア　　　プリーズ　　　プッチョア　　フィーッ　オン　マイ

bag here. Do you have a
バァグ　ヒア　ドゥ　ユー　ハァヴ　ア

headache or nausea?
ヘデイク　オア　ノーズィア

没 问题。 你 把 脚 放在　 我 的
メイ ウェンティー ニィ バァ ジアオ ファアンヅァイ ウオ ダ

包上　 吧。
バオシャァン バ

你 感到 头疼 或者 恶心 吗?
ニィ ガンダオ トウテゥン ホゥオヂャ ウァシン マ

あなた

いえ、ありません。

No, I don't.
ノウ　アイ　ドウンッ

没有。
メイヨウ

相手

あなたは駅員さんを呼びに行くことにしました。

通しの会話（英語）🔊 024

🔊 025

あそこの駅員さんを呼んできますね。

Let me get the station attendant
レッミー　ゲッ　ダ　ステイシャン　アテンダンッ

over there.
オウヴァー　デア

我 去 那边 把 站务员 叫来。
ウオ　チュィ　ナァビエン　バァ　ヂャンウゥユエン　ジアオライ

あなた

🔊 026

どうもありがとう。

Thank you so much.
サンキュー　ソウ　マッチ

谢谢。
シエシエ

相手

22

お安いご用です。すぐ戻ります。

No problem. I'll be back in a
ノウ　　プロブレム　　アイゥ　ビー　バァック　イナ

second.
セカンド

没 什么。我 马上　就 回来。
メイ シェンマ　ウオ マァシャァン ジウ ホゥイライ

あなた

第1章

●027の1文目の「お安いご用です」の英語には、「どういたしまして」を意味するYou're welcome.を使ってもいいでしょう。また、中国語では小事 一 桩 と言うこともできます。
シアオシー イィ チュアン
●027の2文目の英語は、secondの部分をmomentにして言うこともできます。
モゥメント

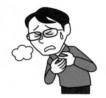

混雑したイベント会場などで、苦しそうな人を目にしたら？ここでは、体調を崩した人の同伴者との会話例を通して、対応法を確認しましょう。

対応のアドバイス

✻ 座れる場所を探しましょう。なければ、その場に一緒にしゃがみます。可能なら水を飲ませ落ち着かせます。

✻ 声を掛けて話ができるようなら、吐き気や腹痛、頭痛などがないかを尋ねます。

✻ 過呼吸を起こしている場合、落ち着いてゆっくり呼吸するよう促します。

CHECK!

☐ 意識はあるか、話ができるか
▼本人が話せない場合は、同伴者に以下を確認
☐ 持病はあるか
☐ 何か薬を飲んでいるか
☐ これまでに同じようなことがあったか

会話例 息が苦しそうです
いき くる

イベント会場で苦しそうな人を見掛けたあなたは、その
人と一緒に来ていた人に声を掛けます。

通しの会話（英語） 🔊 028

🔊 029

> どうなさいましたか?
>
> **What seems to be the problem?**
> ワッ　　スィームズ　トゥ　ビー　　ダ　　プロブレム
>
> 怎么 啦?
> ヅェンマ　ラ

あなた

🔊 030

（連れの人を指して）苦しそうにあえいで
つ　　ひと　さ　　　　　　　　　　　くる

います。突然始まりました。
とつぜんはじ

He's gasping for air. It started
ヒーズ　　ギャスピン　フォー　エア　イッ　スターティッド

suddenly.
サドゥンリ

他　好像　呼吸　很　痛苦。刚才　还
タァ　ハオシアン　ホゥシィ　ヘン　トォンクゥ　ガァンツァイ　ハイ

好好 的。
ハオハオ　ダ

相手

25

◀)) 031

向こうのソファに座ってもらいませんか？
私がこちらの腕を支えますから、もう一方
を支えていただけますか？

Why don't we have him sit on the
ワイ　ドゥンツ　ウィ　ハヴ　ヒム　スィッ　オン　ダ

sofa over there? I'll hold this arm,
ソウファ　オウヴァー　デア　アイウ　ホウウ　ディス　アーム

so could you hold the other?
ソウ　クッジュー　ホウウ　ディ　アダー

让　他　坐在　那边　的　沙发　上，
ロァァン　タァ　ヅゥオヅァイ　ナァビエン　ダ　シャァファア　シャァン

好　吗？我　搀扶　这边　的　胳膊，
ハオ　マ　　ウオ　チャンフウ　ヂョァビエン　ダ　グァボ

你　能　扶着　那边　吗？
ニィ　ネゥン　フゥチャ　ナァビエン　マ

あなた

💬030 と 031 は、倒れた人が男性である場合を想定しています。
　　女性の場合、030 の英語は He's を She's に置き換え、031 の
　　英語は him を her に置き換えて言います。中国語はいずれも
　　他を她に置き換えます。なお、中国語の「他」と「她」の発
　　音は同じです。

💬030 の 2 文目の中国語「刚才　还 好好 的」は、「さっきまで
　　は大丈夫でした」というニュアンスです。

26

座れる場所を見つけたあなたは、連れの人に症状を聞きます。

通しの会話（英語）🔊 032

🔊 033

ここに座（すわ）ってもらいましょう。せーの。

Shall we have him sit here?
シャゥ　ウィ　ハヴ　ヒム　スィッ　ヒア

Here we go.
ヒア　ウィ　ゴウ

让　他　坐在　这儿　吧。一、二。
ロァァン　タァ　ヅゥオヅァイ　ヂョアル　バ　イィ　アル

あなた

🔊 034

息（いき）がちゃんとできていないようです。

He seems to be having trouble
ヒー　スィームズ　トゥ　ビー　ハァヴィン　チュラブゥ

breathing.
ブリーディン

相手

他　好像　呼吸　很　困难。
タァ　ハオシアン　ホゥシィ　ヘン　クンナン

💬 033、034、037は、倒れた人が男性である場合を想定しています。女性の場合、033と037の英語はhimをherに置き換え、034はHeをSheに置き換えて言います。中国語は033、034ともに他を她に置き換えます。

🔊 035

そんな感じですね。以前にも似たようなことがありましたか？

I'm afraid so. Has anything like this happened before?
アイム　アフレイド　ソウ。　ハズ　エニスィン　ライツ
ディス　ハァプンド　ビフォー

是 啊。以前 也 有过 类似 情形 吗?
シー　ア　イィチエン　イエ　ヨウグゥオ　レイスー　チィンシィン
マ

あなた

🔊 036

いいえ、私の知る限りでは。

Not as far as I know.
ノッ　アズ　ファー　アズ　アイ　ノウ

据 我 所 知 这 是 第 一 次。
ジュイ　ウオ　スゥオ　ヂー　ヂョァ　シー　ディー　イィ　ツー

相手

🔊 037

水を取ってきます。

I'll go get some water for him.
アイゥ　ゴウ　ゲッ　サム　ウォーター　フォー　ヒム

我 去 拿 杯 水 来。
ウオ　チュイ　ナァ　ベイ　シュイ　ライ

あなた

28

目の前で突然、人が倒れる

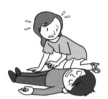

人が倒れる場面にたまたま居合わせた……。そんなとき、うろたえずに最善の対応ができるように、適切な行動と会話表現を押さえておきましょう。

対応のアドバイス

✱ 安全な場所にあお向けに寝かし、意識や呼吸の有無を確認しましょう。

✱ 救急車を手配するとともに、助けを呼んで、AEDを使う、蘇生術を実施するなど、できることをします。

CHECK!

☐ 意識はあるか、話ができるか
☐ 呼吸はあるか
▼本人が話せない場合は、同伴者に以下を確認
☐ 持病はあるか
☐ 何か薬を飲んでいるか
☐ かかりつけの病院があるか

会話例 突然倒れました！
とつぜんたお

目の前で人が倒れました。あなたはその人と一緒にいた人に声を掛けます。

通しの会話（英語）🔊 038

🔊 039

だいじょうぶ
大丈夫ですか？

Is he OK?
イズ　ヒー　オウケイ

出　什么　事　了？
チュウ　シェンマ　シー　ラ

あなた

🔊 040

ひと　とつぜんたお
この人が突然倒れました。

He collapsed all of a sudden.
ヒー　　　　コラプスッ　　　　オーゥ　オヴ　ア　　サドゥン

他　突然　昏倒　了。
タァ　トゥロァン　ホゥンダオ　ラ

相手

💬 039の中国語は「何が起きましたか？」というニュアンスです。代わりに、他 没事 吧？と言うこともできます。
タァ メイシー

💬 039〜042は、倒れた人が男性である場合を想定しています。女性の場合、英語は he/He を she/She に置き換えます。中国語は040〜042いずれも他を她に置き換えます。
ヒー　ヒー　シー　シー

30

発作か何かでしょうか？ 持病がありますか？

Is it an attack or something?
イズ イッ アナタック オア サムスィン

Does he have any chronic
ダズ ヒー ハヴ エニー クロニック

diseases?
ディズィーズィズ

是 因为 疾病 突然 发作 还是 别
シー インウェイ ジィビィン トゥロアン ファアヅゥオ ハイシ ビエ

的 什么 原因 呢? 他 有 慢性病 吗?
ダ シェンマ ユエンイン ナ タァ ヨウ マンシィンビィン マ

第1章

あなた

高血圧の薬を飲んでいます。

He's taking high blood pressure
ヒーズ テイキン ハイ ブラッド プレシャー

medicine.
メディスン

相手

他 平时 服用 降压药。
タァ ピィンシー フゥヨン ジアンヤァヤオ

●「あなたは持病がありますか？」「私は高血圧の薬を飲んでいます」の場合は、英語では<u>Do you</u> have any chronic
ドゥ ユー ハァヴ エニー クロニック
diseases? / <u>I'm</u> taking high blood pressure medicine. と言
ディズィーズィズ アイム テイキン ハイ ブラッド プレシャー メディスン
います。中国語では、質問は他の部分を你に、答えは他の部
分を我に置き換えて言います。

31

あなたは、救急車の手配を申し出ます。

通しの会話（英語）🔊 043

🔊 044

救急車を呼んだ方がいいですか？

Should I call an ambulance?
シュダイ　　コーゥ　　　アナンビュランス

我 帮 你 叫 救护车 吧?
ウオ パァン ニィ ジアオ ジウホゥチョァ バ

あなた

🔊 045

お願いします。

Yes, please.
イエス　　　プリーズ

好 的, 麻烦 你 了。
ハオ ダ　マァファン ニィ ラ

相手

🔊 046

分かりました、これから電話します。

OK, I'll call now.
オウケイ　アイゥ　コーゥ　　ナウ

没 问题, 我 这 就 打 电话。
メイ ウェンティー ウオ チョァ ジウ ダァ ディエンホワ

あなた

32

救急車を待つ間、AED を使うことにしました。

通しの会話（英語）🔊 047

🔊 048

AED を探_{さが}してきましょうか？

Would you like me to look for the AED?
ウッジュー　　　ライッ　ミー　トゥ　ルック　フォー　ディ
エイイーディー

我 去 找 一 台 AED 吧?
ウオ チュイ チャオ イィ タイ エイイーディー バ

あなた

🔊 049

使_{つか}い方_{かた}をご存_{ぞん}じですか？

Do you know how to use it?
ドゥ　ユー　ノウ　　ハウ　トゥ　ユーズ　イッ

你 知道 怎么 用 吗?
ニィ デーダオ ヅェンマ ヨン マ

相手

33

🔊 050

はい。すぐに持ってきますね。

Yes. I'll bring it over in a moment.
イエス　アイゥ　ブリンギッ　オウヴァー　イナ　モウメンッ

我 会 用。我 马上 去 拿来。
ウオ ホウイ ヨン ウオ マァシャァン チュイ ナァライ

あなた

🔊 051

（AEDを手に）準備ができました。下がっ
てください。

It's ready. Please move back.
イッツ　レディ　ブリーズ　ムーヴ　バァク

准备好 了，请 往 后 退。
デュンベイハオ ラ チン ワン ホウ トゥイ

あなた

💬 050の2文目の英語は、momentの部分をsecondにして言
うこともできます。

34

救急隊員が到着し、倒れた人に声を掛けます。

通しの会話（英語） ◀))） 052

◀))） 053

聞こえますか？

Can you hear me?
キャン　ユー　ヒア　ミー

你 能 听见 我 说话 吗?
ニィ　ネゥン　ティンジエン　ウオ　シュオホワ　マ

救急隊員

……

倒れた人

◀))） 054

これからあなたを担架に乗せます。すぐ病院に着きますよ。

We'll put you on the stretcher
ウィゥ　プッチュー　オン　ダ　ストレチャー

now. We'll soon be at the hospital.
ナウ　ウィゥ　スーン　ビー　アッ　ダ　ホスピタゥ

我们 现在 把 你 抬上 担架。很 快
ウオメン　シエンヅァイ　バァ　ニィ　タイシャァン　ダンジア　ヘン　クワイ

就 会 到 医院 的。
ジウ　ホゥイ　ダオ　イィユエン　ダ

救急隊員

35

救急隊員が、倒れた人と一緒にいた人に話し掛けます。

通しの会話（英語）◀)) 055

◀)) 056

あなたが同乗されますか？

Are you coming with him?
アー　ユー　カミン　ウィズ　ヒム

你 也 一起 去 医院 吗?
ニィ イエ イイチィ チュィ イィユエン マ

救急隊員

◀)) 057

はい。彼は大丈夫でしょうか？

Yes. Is he going to be all right?
イエス　イズ　ヒー　ゴウイン　トゥ　ビー　オーゥ　ライツ

是 的。他 不 会 有 问题 吧?
シー ダ タァ ブゥ ホゥイ ヨウ ウェンティー バ

倒れた人
の同伴者

💬056〜058は、倒れた人が男性である場合を想定しています。
女性の場合、056と058の英語はhimをherに置き換え、
057はheをsheに置き換えて言います。中国語は057、058
ともに他を她に置き換えます。

36

心配なさらないでください。できるすべて
のことをします。ですから、落ち着いて、
声を掛け続けてあげてください。

Please try not to worry. We're
プリーズ　チュライ　ノッ　トゥ　ワリ　ウィア

going to do everything we can.
ゴウイン　トゥ　ドゥ　エヴリスィン　ウィ　キャン

So, please remain calm and keep
ソウ　プリーズ　リメイン　カーム　アン　キープ

talking to him.
トーキン　トゥ　ヒム

你 不要 担心，我们 会 尽 全力
ニィ ブゥヤオ ダンシン ウオメン ホゥイ ジン チュエンリィ

抢救 的。所以 请 你 保持 冷静，
チアンジウ ダ スゥオイィ チン ニィ パオチー レゥンジィン

不断 地 和 他 说话。
ブゥドワン ダ ホァア タァ シュオホワ

救急隊員

第1章

37

Scene 5 子どもの体調不良

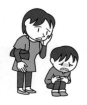

体調不良を訴える子どもを連れて途方に暮れている人を見掛けたら？　相手の立場に立って、声を掛けてみましょう。

対応のアドバイス

✱鼻血を止めるには、小鼻（右の図参照）を親指と人さし指で挟んで圧迫します。顔は下を向けるようにしましょう。

✱よく起きる症状なのか、通常はどのように対処しているかを保護者に確認しながら、できる手助けをします。

✱ひきつけを起こしている場合、安全な場所に寝かします。決して口の中に物を入れないようにしましょう。

CHECK!

▼保護者に以下を確認
- [ ] 意識があるか、話ができるか
- [ ] この症状を抑える薬を持っているか
- [ ] 以前に同じようなことがあったか
- [ ] 以前はどのように対処したか

会話例1 鼻血が止まりません

あなたはショッピングモールで、鼻血を出している女の子のお母さんらしき人に声を掛けます。

通しの会話（英語）🔊) 059

🔊) 060

お嬢ちゃんは大丈夫ですか？

Is everything OK with your little
イズ　　エヴリスィン　オウケイ　ウィズ　ヨア　　リトゥ

girl?
ガァゥ

你 女儿 怎么 啦?
ニィ ニュィアル ヅェンマ ラ

あなた

💬 子どもが男の子の場合は、girl を boy に、女儿 を儿子に置き換えて言います。

39

◀》061

鼻血が止まらなくて。熱もあります。

Her nose won't stop bleeding.
ハー　ノウズ　ウォンツ　ストップ　ブリーディン

She has a fever, too.
シー　ハァズ　ア　フィーヴァー　トゥー

她 一直 在 流 鼻血, 还 有点儿
タァ　イィデー　ヅァイ　リウ　ビィシエ　ハイ　ヨウディアル
发烧。
ファアシャオ

相手

◀》062

大変ですね。

That's tough.
ダァツ　タフ

那 可 不 好受 啊。
ナァ　クァ　ブ　ハオショウ　ア

あなた

● 子どもが男の子の場合、061 の英語は、Her を His に、She を He に置き換えて言います。中国語は她を他に置き換えます。

親子と一緒に椅子に座ったあなたは、鼻血を止める手助けをします。

通しの会話（英語）🔊 063

🔊 064

ティッシュはお持ちですか？　これを使ってください。

Do you have any tissues? Please
ドゥ　ユー　ハヴ　エニー　ティシューズ　　　プリーズ
take some of these.
テイツ　　サム　オヴ　ディーズ

你 有 纸巾 吗? 请 用 这个 吧。
ニィ ヨウ デージン マ　チン ヨン ヂョァガ バ

あなた

🔊 065

（子どもの鼻の両端を指で挟んで）血を止めるために、ここ*を押さえさせてね。

Let me press here to stop the
レッミー　　プレス　　ヒア　トゥ ストップ　ダ
bleeding.
ブリーディン

让 我 来 按住 你 这里 好 止血。
ロァァン ウオ ライ アンヂュウ ニィ ヂョァリ ハオ ヂーシュエ

あなた

＊ p. 38のイラスト参照。

41

あなたは、女の子のお母さんに事情を聞き、スタッフを
呼びに行きます。

通しの会話（英語）🔊 066

🔊 067

以前(いぜん)にもこんなことがありましたか？

Has this ever happened to her
ハァズ　ディス　エヴァー　　　ハァプンド　　トゥ　ハー
before?
ビフォー

她 以前 也 出现过 这 种 情况
タァ イィチエン イエ チュウシエングゥオ チョア ヂョン チィンクアン
吗?
マ

あなた

🔊 068

はい、何度(なんど)か。普段(ふだん)はしばらく座(すわ)っている
と鼻血(はなぢ)が止(と)まるのですが。

Yes, a few times. Her nose
イエス　ア　フュー　タイムズ　ハー　　ノウズ
normally stops bleeding after she
ノーマリ　　　ストップス　　ブリーディン　　アフター　　シー
sits down for a while.
スィッツ　ダウン　フォー　ア　ワイゥ

有过 几 次。不过, 每 次 都 是 坐
ヨウグゥオ ジィ ツー ブゥグゥオ メイ ツー ドウ シー ヅゥオ
一会儿 就 好 了。
イィホアル ジウ ハオ ラ

相手

42

◀)) 069

そうですか。スタッフを呼びに行きますね。

I see. I'll go and get someone from the staff.
アイ スィー アイゥ ゴウ アン ゲッ サムワン フロム ダ スタァフ

我 知道 了。我 去 叫 工作 人员。
ウォ ヂーダオ ラ ウォ チュィ ジアオ ゴォンヅゥオ ロェンユエン

あなた

◀)) 070

（子どもに）大丈夫だからね。

You'll be all right.
ユーゥ ビー オーゥ ライツ

你 会 没事 的。
ニィ ホウイ メイシー ダ

あなた

● 子どもが男の子の場合、067 は her を him に、她を他に置き換え、068 の英語は Her を His に、she を he に置き換えて言います。

第1章

会話例2 食あたりかも？

あなたは、具合の悪そうな男の子を連れた男性に声を掛けます。

通しの会話（英語） ◀)) 071

◀)) 072

どうなさいましたか？

What's the matter?
ワッツ　　ダ　　マター

怎么 了?
ヅェンマ　ラ

あなた

◀)) 073

吐き気を訴えています。下痢もしているようで。

He says he feels nauseous.
ヒー　セズ　ヒー　フィーゥズ　　ノーシャス

He also has diarrhea.
ヒー　オーゥソウ　ハァズ　　ダイアリーア

他 说 想 吐。而且 好像 在 拉
タァ　シュオ　シアン　トゥ　アルチエ　ハオシアン　ヅァイ　ラァ
肚子。
ドゥヅ

相手

44

よろしければトイレまでお連れしますよ。

I'll take you to the restroom, if
アイウ　テイキュー　トゥ　ダ　レッスルーム　イフ
you like.
ユー　ライク

如果　你　愿意，我　带　你们　去　洗手间
ロゥグゥオ　ニィ　ユエンイィ　ウオ　ダイ　ニィメン　チュイ　シィショウジエン
吧。
バ

あなた

第1章

●子どもが女の子の場合、073 は He を She に、他を她に置き
　換えて言います。
●074 の英語に登場する you は、「あなたたち」を意味します。

45

トイレまで案内しながら、あなたは話を聞きます。

通しの会話（英語）◀))) 075

◀))) 076

いつからそういう症状がありますか？

How long has he had those
ハウ　ロング　ハァズ　ヒー　　ハァドウズ

symptoms?
スィンプトムズ

什么 时候 开始 有 以上 症状
シェンマ シーホウ カイシー ヨウ イィシャァン ヂョンヂュアン

的?
ダ

あなた

◀))) 077

お昼ごろからです。食あたりでしょうか。

Since around noon. I wonder if
スィンス　アラウンド　ヌーン　アイ　ワンダー　イフ

it's food poisoning.
イッツ　フード　　ポイズニン

从 中午 开始 的。会 不 会 是
ツォン ヂョンウゥ カイシー ダ ホゥイ ブ ホゥイ シー

食物 中毒 呢?
シーウゥ ヂォンドゥ ナ

相手

46

いずれにしても、お医者さんに診てもらった方がいいですね。スマホで最寄りの病院を探しましょうか?

In any case, it's better to see a
イン エニー ケイス イッツ ベター トゥ スィー ア

doctor. Shall I find the nearest
ドクター シャライ ファインダ ニアレッス

hospital on my phone?
ホスピタゥ オン マイ フォウン

不管 什么 原因, 你 最好 去 医院
ブゥグワン シェンマ ユエンイン ニィ ヅゥイハオ チュイ イィユエン

看看 吧。我 用 手机 帮 你 找 一
カンカン バ ウオ ヨン ショウジィ バァン ニィ ヂャオ イィ

家 最 近 的 医院 吧?
ジア ヅゥイ ジン ダ イィユエン バ

あなた

●子どもが女の子の場合、076の英語はheをsheに置き換えて言います。

47

MEMO

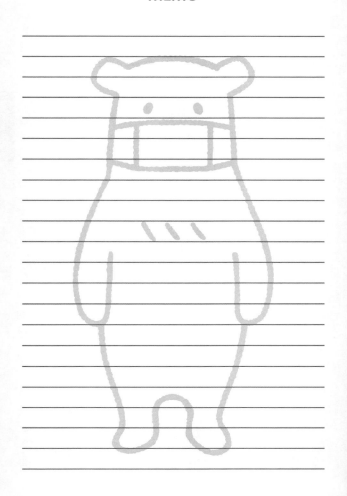

けが人へのとっさの対応

Scene 6 　転んで負傷した人に

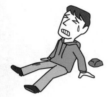ここからは、けがをした人への
対応と声掛けを見ていきます。
まずは道で転んでけがをした人
との会話をチェックしましょう。

対応のアドバイス

✻ 血が出ている場合、清潔なガーゼかハンカチ、タオル
で圧迫して止血します。

✻ 傷が砂などで汚れている場合、水道水でよく洗い流し
て、可能な限り砂や土を除去します。

✻ 立てるか確認する際、無理をするとふらついて転倒す
る危険があるので注意しましょう。

CHECK!

☐ けがの場所はどこか
☐ どんなけがか
☐ 痛みの程度や種類はどのようなものか
☐ 手足は動かせるか
☐ 立てるか

会話例 血が出ていますよ

あなたは、道でつまずいて転んだ人に声を掛けます。

通しの会話（英語）◀》079

◀》080

大丈夫ですか？

Are you OK?
アー　ユー　オウケイ

你 没事 吧?
ニィ メイシー バ

あなた

◀》081

ちょっと転んじゃって。

I just fell over.
アイ　ジャス　フェゥ　オウヴァー

我 摔了 一 跤。
ウオ シュワイラ イィ ジアオ

相手

◀》082

血が出ていますよ。

You're bleeding.
ヨーア　　　ブリーディン

出血 了。
チュウシエ ラ

あなた

あなたは転んだ人に、血を止めるためのハンカチを渡します。

通しの会話（英語）🔊 083

🔊 084

このハンカチで止血してください。

Please use this handkerchief to
プリーズ　ユーズ　ディス　　　　ハンカチフ　トゥ

stop the bleeding.
ストップ　ダ　ブリーディン

你 用 这个 手帕 止止 血 吧。
ニィ ヨン ヂョァガ ショウパァ ヂーヂ シュエ バ

あなた

🔊 085

ありがとう。

Thank you.
サンキュー

谢谢。
シエシエ

相手

52

絆創膏（ばんそうこう）もありますよ。まず傷口（きずぐち）を水（みず）で洗（あら）った方（ほう）がいいかもしれません。

I have a bandage, too. You might
アイ　ハァヴ　ア　バァンディジ　トゥー　ユー　マイッ

want to clean the wound first.
ウォンッ　トゥ　クリーン　ダ　ウーンド　ファーッス

我 也 有 创可贴。 你 先 用 水 清
ウオ イエ ヨウ チュアンクァティエ ニィ シエン ヨン シュイ チン

洗 一下 伤口 可能 比较 好。
シィ イィシア シャァンコウ クァネゥン ビィジアオ ハオ

あなた

第2章

●086の「絆創膏」は英語でbandage（バァンディジ）または adhesive bandage（アドヒースィヴ　バァンディジ）
ですが、商品名の「バンドエイド」を表すBand-Aid（バァンディッ）で表す
こともできます。

53

あなたは転んだ人に、立てるかどうかを尋ねます。

通しの会話（英語）🔊 087

🔊 088

立_たてますか？

Can you stand up?
キャン　ユー　　スタンダップ

你 能 站起来 吗?
ニィ　ネゥン　ヂャンチライ　マ

あなた

🔊 089

はい……。でも、右足_{みぎあし}がとても痛_{いた}いです。

Yes ... But my right leg hurts a
イエス　　　バッ　マイ　ライッ　レッグ　ハーツ　ア
lot.
ロット

能……不过 我 的 右腿 疼 得
ネゥン　ブゥグゥオ　ウオ　ダ　ヨウトゥイ　テゥン　ダ
厉害。
リィハイ

相手

54

激しく打ち付けましたか?

Did you hit the ground hard?
ディッジュー　ヒッ　ダ　グラウンド　ハード

摔　得　很　严重　吗?
シュワイ　ダ　ヘン　イエンヂォン　マ

あなた

それは確かです。

Sure did.
シュア　ディド

我　相信　是。
ウオ　シアンシン　シー

相手

第2章

●090の英語hit the ground hardは、「地面に激しく当たる」
を意味します。
●091の英語Sure did. は I sure did. の主語 I が省略された形
です。

あなたは、病院で診てもらうことを勧めます。

通しの会話（英語）🔊 092

🔊 093

骨折（こっせつ）しているかもしれませんね。病院（びょういん）で診（み）てもらった方（ほう）がいいですよ。

You might have broken your leg.
ユー　　マイッ　　ハヴ　　ブロウクン　ヨァ　レッグ

You should go see a doctor.
ユー　　シュッ　ゴウ　スィー　ア　ドクター

也许 是 骨折 了。你 最好 去
イエシュィ シー グゥヂョァ ラ ニィ ヅゥイハオ チュイ
医院 检查 一下。
イィユエン ジエンチァア イィシア

あなた

🔊 094

近（ちか）くに病院（びょういん）はありますか？

Is there a hospital near here?
イズ　デア　ア　ホスピタゥ　ニア　ヒア

附近 有 医院 吗?
フゥジン ヨウ イィユエン マ

相手

はい、よろしければお連れしますよ。私の
腕をつかんでください。

Yes, I'll take you there, if you like.
イエス　アイゥ　テイキュー　　デア　　イフ　ユー　　ライク

Please hold onto my arm.
プリーズ　　ホゥゥドントゥ　マイ　アーム

有 , 如果 你 愿意 , 我 带 你 去。
ヨウ　ロゥグゥオ　ニィ　ユエンイィ　ウオ　ダイ　ニィ　チュイ

你 抓着 我 的 胳膊 吧。
ニィ　デュワヂャ　ウオ　ダ　グァボ　　バ

あなた

●「私の腕をつかんでください」の代わりに、「私にもたれかかっ
　ていいですよ」などと言うこともできます（英語・中国語の
　表現はp. 19参照）。

頭を打った人に

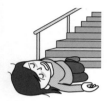

ここでは、転倒して頭を打った人との会話を取り上げます。危険も多く、早い段階での適切な対応が特に求められる状況です。

対応のアドバイス

✳ 手足がしびれている場合には、頸椎の損傷が疑われるので、頭部を動かさないようにします。

✳ けいれんしている場合、脳挫傷（脳そのものに傷が付くこと）や頭蓋内病変（血腫など）が疑われるので、早急な病院受診が必要です。

CHECK!

▼本人または同伴者、目撃者に確認
- ☐ 直後に意識はあったか
- ☐ 現在、意識はあるか
- ☐ 頭痛やけいれんはあるか
- ☐ 手足のしびれはあるか
- ☐ 手足の動きに異常がないか

会話例 意識はありますか？

あなたの目の前で、人が階段から落ちて倒れ込みました。

通しの会話（英語）🔊 096

🔊 097

だいじょうぶ
大丈夫ですか？

Are you all right?
アー　ユー　オーゥ　ライツ

你 没事 吧?
ニィ　メイシー　バ

あなた

相手

……

🔊 098

わたし こえ き
私の声が聞こえますか？

Can you hear me?
キャン　ユー　ヒア　ミー

你 能 听见 我的 声音 吗?
ニィ　ネゥン　ティンジエン　ウオ　ダ　ションイン　マ

あなた

59

頭を打った人に

🔊 099

はい……。

Yes ...
イエス

能……
ネゥン

相手

🔊 100

私の手を握れますか？

Can you hold my hand?
キャン　ユー　ホゥゥド　マイ　ハンド

你 能 握住 我 的 手 吗?
ニィ ネゥン ウオヂュウ ウオ ダ ショウ マ

あなた

●097、098、100はすべて、相手に意識があるか、こちらから
の問い掛けを理解しているか、を確認する表現です。

60

あなたは相手の状況を確認します。

通しの会話（英語）🔊 101

🔊 102

頭を打ちましたか？

Did you hit your head?
ディッジュー　ヒッ　ヨア　ヘッド

撞到　头　了　吗?
デュアンダオ　トウ　ラ　マ

あなた

🔊 103

はい。しびれています

Yes. I feel numb.
イエス　アイ　フィーゥ　ナム

对。我　觉得　有点儿　麻木。
ドゥイ　ウオ　ジュエダ　ヨウディアル　マァムゥ

相手

61

🔊 104

今、救急車を呼びます。動かないでください。
助けが来るまで、私が一緒にいますよ。

I'm going to call an ambulance
アイム　ゴウイン　トゥ　コーゥ　　アナンビュランス

now. Please don't move. I'll stay
ナウ　　ブリーズ　ドゥンッ　ムーヴ　アイゥ　ステイ

here with you until help comes.
ヒア　　ウィズ　ユー　アンティゥ　ヘゥプ　カムズ

我 这 就 叫 救护车，你 不要 动。
ウオ　ヂョァ　ジウ　ジアオ　ジウホッチョァ　ニィ　ブゥヤオ　ドォン

救护车 来 之前，我 会 陪着 你 的。
ジウホッチョァ　ライ　ヂーチエン　ウオ　ホゥイ　ペイヂャ　ニィ　ダ

あなた

62

スポーツなどの最中に……

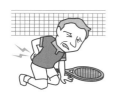

言語や国籍を超えて一緒に楽しめるスポーツは、けがのリスクと隣り合わせでもあります。万一の場合に備えて、スポーツ中のけがについても見ておきましょう。

対応のアドバイス

✱本人にとって最も楽な姿勢を取ってもらい、状態を確認しましょう。

✱ねんざや打撲ではれている場合は、氷の入ったビニール袋や冷却シートなどで冷やします。

✱歩けない状態なら、救急車の手配を申し出ましょう。

CHECK!

☐ 何をしていてこうなったか
☐ どんな姿勢が楽か
☐ 歩けるか

63

会話例 **ぎっくり腰に！**

あなたはテニスコートのそばで、うずくまっている人を見掛けました。

通しの会話（英語）🔊 105

🔊 106

どうかされましたか？

Is something wrong?
イズ　　サムスィン　　　ローン

你 怎么 了？
ニィ ヅェンマ ラ

あなた

🔊 107

テニスをしているとき、突然、腰に鋭い痛みが走りました。

I suddenly felt a sharp pain in my
アイ　サドゥンリ　フェゥッ ア　シャープ　ペイン イン マイ

back when I was playing tennis.
バック　　ウェン　アイ　ワズ　　プレイン　　テニス

我 打 网球 时，觉得 腰部 突然
ウオ ダァ ワァンチウ シー ジュエダ ヤオブゥ トゥロアン

一阵 刺痛。
イィチェン ツートォン

相手

64

<ruby>動<rt>うご</rt></ruby>くと<ruby>痛<rt>いた</rt></ruby>いですか?

Does it hurt when you move?
ダズィッ　ハーッ　ウェン　ユー　ムーヴ

动 一下 会 疼 吗?
ドォン　イィシア　ホゥイ　テゥン　マ

あなた

■)) 109

はい、とても!

Yes, a lot!
イエス　ア　ロット

特别 疼!
トァ ビエ　テゥン

相手

●「どうかされましたか?」はWhat's wrong?、What's the matter?/怎么 了?などと言うこともできます。
ワッツ　ローン　ワッツ　ダ
マター　ゼンマ ラ

あなたは、相手を座れる場所に案内します。

通しの会話（英語）🔊 110

🔊 111

座れる場所に行きましょう。焦らずゆっく
り立ち上がってください。私が支えますよ。

Let's go somewhere you can sit
レッツ　ゴウ　サムウェア　ユー　キャン　スィッ

down. Please take your time
ダウン　プリーズ　テイキョア　タイム

getting up. I'll give you a hand.
ゲティン　アップ　アイゥ　ギヴ　ユー　ア　ハンド

我们 去 找 个 地方 坐 吧。你
ウオメン　チュイ　チャオ　ガ　ディーファアン　ヅゥオ　バ　ニィ

别 着急，慢慢 站起来。我 来 扶着
ビエ　チャオジィ　マンマン　チャンチライ　ウオ　ライ　フゥヂャ

你。
ニィ

あなた

🔊 112

ありがとう。

Thanks.
サンクス

谢谢。
シエシエ

相手

66

相手をベンチに連れてきたあなたは、楽な姿勢をとって
もらいます。

通しの会話（英語）◀⑴ 113

◀⑴ 114

楽な姿勢で座ってください。

Please sit in a comfortable
プリーズ　　スィッ　イナ　　　　　カンファタブゥ

position.
パズィシャン

你 用 舒 服 的 姿 勢 坐 吧。
ニィ ヨン シュウフ ダ ツーシー ヅゥオ バ

あなた

第2章

◀⑴ 115

はい。

OK.
オウケイ

好 的。
ハオ ダ

相手

◀)) 116

はれを抑えましょうか？　ドラッグストア
で冷却シートが買えますよ。

Would you like to reduce the
ウッジュー　　　ライッ　トゥ　リデュース　　ダ

swelling? We can get a cooling
スウェリン　　　ウィ　キャン　ゲッタ　　　クーリン

sheet at a drugstore.
シーッ　　　アタ　　ドラッグストア

消消　　肿　吧?　在　药妆店　　可以
シアオシアオ　チョン　パ　　ヅァイ　ヤオヂュアンディエン　クァイイ

买到　冷敷贴。
マイダオ　　レゥンフゥティエ

あなた

困っている人を手助け

Scene 9 お年寄りが転倒

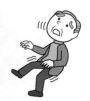

お年寄りがよろめいて転倒するのを目撃！ そんなとき、どんな対応が適切でしょうか？高齢者に対して特に配慮すべき点も併せてチェックしましょう。

対応のアドバイス

＊ 呼び掛けに返事ができない、質問に的確に答えられないようなら、救急車を呼びます。

＊ 高齢者は骨折しやすいので、意識がしっかりしていても、自分で歩けないようなら、本人の承諾を得て救急車を呼ぶのがよいでしょう。

CHECK!

- [ ] けがはないか
- [ ] 頭を打ったか
- [ ] 自分で立てるか
- [ ] 歩けるか
- [ ] （頭を打った場合）呼び掛けに返事ができるか

会話例 **けがはありませんか？**

あなたは駅で、お年寄りがよろめいて倒れるところを目にしました。

通しの会話（英語）🔊 117

🔊 118

危ない！　大丈夫ですか？

Watch out! Are you all right?
ウォッチ　アウッ　アー　ユー　オーゥ　ライツ

危险！　您　没事　吧?
ウェイシエン　ニン　メイシー　バ

あなた

……
相手

🔊 119

けがをしていますか？

Are you hurt?
アー　ユー　ハーツ

您　伤着　了　吗?
ニン　シャァンヂャ　ラ　マ

あなた

💬 119の「けがをしていますか？」の英語は Are you injured?、
アー　ユー　インジャード
中国語は、您 受伤　了 吗？と言うこともできます。
ニン　ショウシャァン　ラ　マ

71

🔊 120

体をひどく打ちました。

I hit the ground hard.
アイ　ヒッ　ダ　　　グラウンド　　ハード

摔　得　有点　严重。
シュワイ　ダ　ヨウディエン　イエンヂォン

相手

💬120の英語 hit the ground hard は、「地面に激しく当たる」
を意味します。

72

あなたは相手に、頭を打ったかどうかを尋ねます。

通しの会話（英語）🔊 121

🔊 122

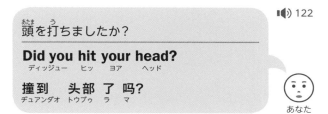

頭<ruby>頭<rt>あたま</rt></ruby>を<ruby>打<rt>う</rt></ruby>ちましたか？

Did you hit your head?
ディッジュー　ヒッ　ヨア　ヘッド

撞到　头部 了 吗?
デュアンダオ　トウブゥ　ラ　マ

あなた

🔊 123

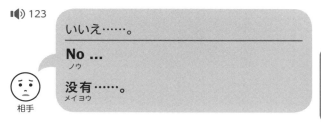

いいえ……。

No ...
ノウ

没有……。
メイヨウ

相手

第3章

73

◀)) 124

どこが痛いですか？

Where does it hurt?
ウェア　　　ダズィッ　　ハーツ

您 觉得 哪儿 疼?
ニン　ジュエダ　ナアル　テゥン

あなた

◀)) 125

首と背中が。

My neck and back.
マイ　ネック　アン　バァク

脖子 和 后背。
ボォヅ　ホァ　ホウベイ

相手

● 124をp. 152以降のイラストを見せながら言って、痛い部位を指してもらってもいいでしょう。

74

自分で動くのが困難そうな相手に、あなたは担架の手配を申し出ます。

通しの会話（英語）◀》126

◀》127

動かないでください。駅員さんに、担架を持ってくるよう頼んできます。

Don't move. I'll go ask a station
ドウンッ　ムーヴ　アイゥ　ゴウ　アスカ　ステイシャン

worker to bring over a stretcher.
ワーカー　トゥ　プリンゴウヴァー　ア　ストレッチャー

您 别 动。我 去 叫 站务员 把
ニン ビエ ドォン ウオ チュイ ジアオ ヂャンウゥユエン バァ

担架 拿来。
ダンジア ナァライ

あなた

◀》128

ありがとう。

Thank you.
サンキュー

谢谢。
シエシエ

相手

第3章

75

体の不自由な人を案内

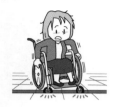

体が不自由な人が困っているとき、どんな言葉で手助けを申し出ればいいかを、会話例を通して見てみましょう。

対応のアドバイス

＊体が不自由そうな人には、まず「お手伝いしましょうか」と声を掛けてから、本人の希望に従って手助けをしましょう。

＊車椅子の人が乗り物に乗り降りするのを手伝う場合は、周囲の人に声を掛けて知らせることも大切です。

CHECK!

☐ 手助けが必要（手助けをしてもいい）か
☐ どんな手助けをしてほしいか
☐ 何をしよう（どこへ行こう）としていたか

段差の多い通路で、目の不自由な人が立ち止まっています。

通しの会話（英語） ◀) 129

◀) 130

何かお手伝いしましょうか？

Can I help you with something?
キャナイ　　ヘゥピュー　　ウィズ　　サムスィン

有 什么 需要 我 帮助 的 吗?
ヨウ　シェンマ　シュィヤオ　ウオ　バァンチュウ　ダ　マ

あなた

◀) 131

南館に行きたいのですが、この付近は段差が多いですね。

I want to go to the South
アイ　ウォンッ　トゥ　ゴゥ　トゥ　ダ　　サウス

Building, but there are a lot of
ビゥディン　　バッ　　デア　　アー　ア　ロットヴ

steps around here.
ステップス　　アラウンド　　ヒア

我 想 去 南馆, 可是 这 附近 高低
ウオ　シアン　チュィ　ナングワン　クァシー　チョア　フゥジン　ガオディー
不平 的 地方 真 多。
ブゥピィン　ダ　ディーファアン　チェン　ドゥオ

相手

第3章

77

🔊 132

そこへ行く通路は、これしかないと思います。
段差を歩けるようにお手伝いしますよ。

This is the only way to get there,
ディス　イズ　ディ　オウンリ　ウェイ　トゥ　ゲッ　デア

I'm afraid. I'll help you with the
アイム　アフレイド　アイゥ　ヘゥピュー　ウィズ　ダ

steps.
ステップス

去　南馆　恐怕　只有　这　一　条
チュイ　ナングワン　コォンパァ　デーヨウ　デョァ　イィ　ティアオ

通道，你　不要　担心　脚下，我　跟　你
トォンダオ　ニィ　ブゥヤオ　ダンシン　ジアオシア　ウオ　ゲン　ニィ

一起　走。
イィチィ　ヅォウ

あなた

●132の「你 不要」以降の中国語は、「足元を心配しなくてもい
いですよ、私が一緒に行きますから」といった意味です。日本
語の「段差を歩けるようにお手伝いしますよ」を直訳すると、
「为了 你 能 顺利 在 高低 不平处 走,我 会 帮 你」
となります。

あなたは相手と一緒に、ゆっくり歩き始めます。

通しの会話（英語）◀》133

◀》134

相手

急いではいないのですか？

Aren't you in a hurry?
アーンチュー　　イナ　　ハリ

你 不 急着 赶路 吗?
ニィ ブゥ ジィヂャ ガンルゥ マ

◀》135

いえ、大丈夫です。お手伝いできてうれし
いです。

No, I'm OK. I'm happy to help.
ノウ　アイム オウケイ　アイム　ハッピ　トゥ　ヘゥプ

不 急，没事儿 的。我 很 高兴 能
ブゥ ジィ メイシアル ダ ウオ ヘン ガオシィン ネゥン
帮 你。
バァン ニィ

あなた

◀》136

相手

ありがとうございます。

Thank you.
サンキュー

谢谢。
シエシエ

第3章

79

◀》137

お安いご用です。ゆっくり行きましょうね。

No problem. Let's go slowly.
ノウ　　　プロブレム　　　レッツ　ゴウ　スロウリ

小事　一　桩。　咱们　慢点儿　走　吧。
シアオシー　イィ　デュアン　ヅァンメン　マンディアル　ヅォウ　バ

あなた

80

会話例2 車椅子、持ち上げますよ

あなたは駅ビルの中で、車椅子の前輪が床の溝にはまって動けなくなった人を見掛けました。

通しの会話（英語）◀ 138

◀ 139

何かお手伝いしましょうか？

Is there anything I can do?
イズ　デア　　エニスィン　　アイ　キャン　ドゥ

有 什么 需要 我 帮忙 的 吗？
ヨウ シェンマ シュイヤオ ウオ バァンマァン ダ マ

あなた

◀ 140

前輪が抜けない感じです。

My front wheels seem to be stuck.
マイ　フランツ　ウィーゥズ　スィーム　トゥ　ビー　スタック

前轮 好像 被 卡住 了。
チエンルン ハオシアン ベイ チアデュウ ラ

相手

💬 140の英語に出てくる stuck は、「動けなくなって、抜け出せなくなって」という意味です。

第3章

81

◀)) 141

そうなんですね。持ち上げてみます。
(近くを見回して) 誰かにちょっと手伝っ
てもらおう。

I see. I'll try lifting it.
アイ　スィー　アイゥ　チュライ　リフティン　イッ

I think I'll ask someone for a
アイ　スィンク　アイゥ　アスク　　サムワン　　フォー　ア

little help.
リトゥ　　ヘゥプ

是 这样 啊。我 往上 拉拉 试试。
シー　ヂョァヤン　ア　　ウオ　ワァンシャァン　ラァラ　シーシ

我 找 个 人 来 帮忙 吧。
ウオ　ヂャオ　ガ　ロェン　ライ　バァンマァン　バ

あなた

82

あなたはエレベーターの場所を案内することにしました。

通しの会話（英語）🔊 142

🔊 143

ありがとうございます。

Thank you.
サンキュー

谢谢 你。
シエシエ ニィ

相手

🔊 144

どういたしまして。エレベーターをお使い
になりますか？

You're welcome. Would you like
ユーア　　ウェゥカム　　ウッジュー　　ライッ

to use the elevator?
トゥ　ユーズ　ダ　エレヴェイター

不 客气。你 要 坐 电梯 吗?
ブゥ クァチ ニィ ヤオ ヅゥオ ディエンティー マ

あなた

第3章

💬 144の「どういたしまして」は、英語では No problem.、中国
ノウ プロブレム
語では没 什么、不用 谢などと言うこともできます。
メイ シェンマ ブゥヨン シエ

83

■)) 145

それがよさそうです。

That would be great.
ダァッ　ウッ　ビー　グレイッ

那样 似乎 比较 好。
ナァヤン　スーホゥ　ビィジアオ　ハオ

相手

■)) 146

案内しますよ。車椅子を押しましょうか?

I'll take you there. Shall I push
アイゥ　テイキュー　デア　シャライ　プッシュ

the wheelchair?
ダ　ウィーゥチェア

那 我 带 你 去。我 来 推 轮椅 吧?
ナァ　ウオ　ダイ　ニィ　チュイ　ウオ　ライ　トゥイ　ルンイィ　バ

あなた

84

妊婦さんが……

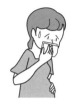

体調の悪そうな妊婦さんを見掛けたとき、どんな対応をしますか？　さまざまなケースが考えられますが、自分にできる手助けを探ってみましょう。

対応のアドバイス

✴ 腹部の痛みがある場合や、出血している場合は、病院にかかるよう勧めます。

✴ 22週を過ぎている場合は、赤ちゃんを助けるためすぐに病院にかかるよう促します。場合によっては救急車を呼びましょう。

第3章

CHECK!

☐ 腹部の痛みはあるか
☐ 出血はあるか
☐ 妊娠期間はどのくらいか

会話例 **痛みはありませんか？**

あなたはショッピングモールで、苦しそうな妊婦さんを
見掛けました。

通しの会話（英語）◀)) 147

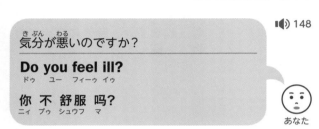

◀)) 148

気分が悪いのですか？

Do you feel ill?
ドゥ　ユー　フィーゥ　イゥ

你 不 舒服 吗?
ニィ　ブゥ　シュウフ　マ

あなた

◀)) 149

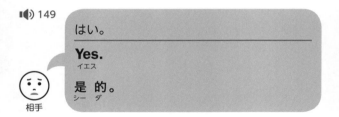

はい。

Yes.
イエス

是 的。
シー　ダ

相手

座って休んだ方がいいですね。荷物を持ちますよ。

You'd better sit down and have a
ユード　ベター　スィッ　ダウン　アン　ハァヴ　ア

rest. I'll take your stuff.
レッス　アイゥ　テイキョア　スタフ

那 你 最好 坐着 休息 一会儿。
ナァ ニィ ヅゥイハオ ヅゥオヂャ シウシ イィホアル

我 来 帮 你 拿 东西。
ウオ ライ パァン ニィ ナァ ドォンシ

あなた

●150の英語の2文目のstuffは「物」という意味です。この部分をbagに変えて言うこともできます。2つ以上ある場合はbagsです。

87

妊婦さんをベンチに案内したあなたは、一緒に座って話します。

通しの会話（英語）◀》 151

◀》 152

しばらくしたら治ると思います。

I think I'll feel better in a little while.
アイ スィンク アイゥ フィーゥ ベター イナ リトゥ
ワイゥ

我 想 过 一会儿 就 会 好 的。
ウォ シアン グゥオ イィホアル ジウ ホゥイ ハオ ダ

相手

◀》 153

顔色が悪いですよ。おなかが痛いのですか？

You look pale. Do you have a stomachache?
ユー ルック ペイル ドゥ ユー ハァヴ ア
スタマッケイク

你 的 脸色 很 不 好。你 觉得 肚子
ニィ ダ リエンスァ ヘン ブゥ ハオ ニィ ジュエダ ドゥッヅ

疼 吗?
テゥン マ

あなた

■») 154

はい、でもさほど激（はげ）しくはないです。

Yes, but it's not too bad.
イエス　バッ　イッツ　ノッ　トゥー　バァド

相手

有点儿，不过 不 是 很 厉害。
ヨウディアル　　ブゥグゥオ　ブゥ　シー　ヘン　リィハイ

第3章

89

あなたはさらに話を聞き、病院に行くことを勧めます。

通しの会話（英語）🔊 155

🔊 156

_{にんしんなん か げつ}
妊娠何カ月ですか？

How far along are you in your
ハウ　ファー　アロング　　アー　　ユー　　イニョア

pregnancy?
プレグナンスィ

你 怀孕 几 个 月 了?
ニィ ホワイユィン ジィ ガ ユエ ラ

あなた

🔊 157

_{か げつ}
6カ月です。

Six months.
スィックス　　マンス

六 个 月。
リウ ガ ユエ

相手

90

病院_{びょういん}に行_いった方_{ほう}がいいかもしれません。

Maybe you should go to the
メイビ　　　ユー　　　シュッ　　　ゴウ　トゥ　ダ

hospital.
ホスピタゥ

你 还是 去 医院 看看 比较 好。
ニィ ハイシ チュイ イィユエン カンカン ビィジアオ ハオ

あなた

◀)) 159

そうですね。主治医_{しゅじい}に診_みてもらいます。

Right. I'll go see my doctor.
ライッ　アイゥ　ゴウ　スィー　マイ　ドクター

是 啊。我 去 让 主治 医生 看看。
シー ア ウオ チュイ ロァァン デュウヂー イィション カンカン

相手

第3章

◀)) 160

お大事_{だいじ}に！

Take care!
テイッ　ケア

你 多 保重！
ニィ ドゥオ バオヂォン

あなた

91

赤ちゃん連れの人に

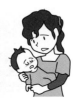

具合の悪そうな赤ちゃんを連れてうろたえている人に遭遇……。そんなときに可能な声掛けや申し出を、ここで確認しておきましょう。

対応のアドバイス

❋ けいれんを起こしているなど緊急度が高そうな場合は、救急車を呼びます。待っている間、保護者を落ち着かせる声掛けをしましょう。

❋ 保護者の方の体調が悪いときには、症状を確認するとともに「赤ちゃんをお預かりしましょうか?」などと、体の負担を減らす申し出をします。

CHECK!

- ☐ いつこの症状が起こったか
- ☐ 過去に同様のことがあったか
- ☐ 病気があるか
- ☐ かかりつけの病院があるか
- ☐ 救急車を呼んだ方がよいか

会話例 赤ちゃん、心配ですね

あなたは駅で、赤ちゃん連れのお母さんが困っている様子を目にしました。

通しの会話（英語）🔊 161

🔊 162

どうなさいましたか？
___

What's wrong?
ワッツ　　　　ローン

怎么 了?
ヅェンマ　ラ

あなた

🔊 163

赤ん坊の様子がおかしいのです。ぐったりして、熱もあります。
___

Something's wrong with my baby.
サムスィングズ　　　　ローン　ウィズ　マイ　ベイビ

He's gone limp and has a fever.
ヒーズ　ゴーン　リンプ　アン　ハァズ　ア　フィーヴァー

我 的 孩子 有点儿 不 对劲，全身
ウオ　ダ　ハイヅ　ヨウディアル　ブゥ　ドゥイジン　チュエンシェン

软绵绵　　的，而且 发烧。
ロワンミエンミエン　ダ　アルチエ　ファアシャオ

相手

💬 赤ちゃんが女の子の場合、163の英語は、He を She に置き換えて言います。

第3章

93

◀)) 164

駅の医務室にお連れしますよ。こちらです。

I'll take you to the station
アイウ　　テイキュー　トゥ　ダ　ステイシャン

medical office. This way, please.
メディカウ　　オフィス　　ディス　ウェイ　プリーズ

我 带 你们 去 车站　医务室。请
ウオ ダイ ニィメン チュイ チョァヂャン イィウゥシー　　チィン

往 这边　走。
ワァン ヂョァビエン ヅォウ

あなた

94

あなたは、お母さんに手助けを申し出ます。

通しの会話（英語）🔊 165

🔊 166

心配（しんぱい）ですよね。医務室（いむしつ）までは段差（だんさ）が多（おお）いんです。あなたが赤（あか）ちゃんを抱（だ）っこして、荷物（もつ）とベビーカーを私（わたし）が持（も）ちますか？

It's worrying, isn't it? There are a
イッツ　ワリイン　イズンッ　イッ　デア　アー　ア

lot of steps on the way to the
ロットヴ　ステップス　オン　ダ　ウェイ　トゥ　ダ

office. Would you like to hold him
オフィス　　ウッジュー　　ライッ　トゥ　ホウッド　ヒム

in your arms while I carry your
イン　ヨア　アームズ　ワイウ　アイ　キャリィ　ヨア

bags and buggy?
バァグズ　アン　バギ

真　让　人　担心　啊。去　医务室　的
チェン　ロァアン　ロェン　ダンシン　ア　チュイ　イイウッシー　ダ

路上　台阶　比较　多。你　抱着　孩子，
ルゥシャァン　タイジエ　ビィジアオ　ドゥオ　ニィ　バオヂャ　ハイヅ

你　的　包和　婴儿车　我　来　拿　吧?
ニィ　ダ　バオ　ホァ　イィンアルチョァ　ウオ　ライ　ナァ　バ

あなた

●赤（あか）ちゃんが女（おんな）の子（こ）の場合（ばあい）、166の3文目（ぶんめ）の英語（えいご）は、him（ヒム）をher（ハー）に置（お）き換（か）えて言（い）います。

第3章

95

一緒に歩きながら、あなたは赤ちゃんについて尋ねます。

通しの会話（英語）🔊 167

🔊 168

突然（とつぜん）こうなったのですか？

Did it happen suddenly?
ディディッ　ハァプン　　　　サドゥンリ

孩子　突然　这样　吗?
ハイヅ　トゥロァン　ヂョァヤン　マ

あなた

🔊 169

はい、電車（でんしゃ）の中（なか）で。今朝（けさ）までは何（なん）ともなかったです。

Yes, on the train. He was OK this
イエス　オン　ダ　トレイン　ヒー　ワズ　オウケイ　ディス

morning.
モーニン

对，在　电车　　上。今天　　早上
ドゥイ　ヅァイ　ディエンチョァ　シャァン　ジンティエン　ヅァオシャァン

还　好好　的　呢。
ハイ　ハオハオ　ダ　ナ

相手

96

何か持病があるのですか？
なに　じびょう

Does he have any chronic
ダズ　ヒー　ハヴ　エニー　クロニック

diseases?
ディズィーズィズ

他 有 什么 慢性病　吗?
タァ ヨウ シェンマ マンシィンビィン マ

あなた

特にありません。
とく

Nothing in particular.
ナスィン　イン　パティキュラー

相手

没有。
メイヨウ

第3章

● 赤ちゃんが女の子の場合、169の2文目の英語は、He を She に置き換えて言います。また170は、he を she に、他を她に置き換えて言います。

●「あなたは何か持病がありますか?」と言いたい場合は、英語では <u>Do you</u> have any chronic diseases? です。中国語では、170の他を你に置き換えて言います。
ドゥ ユー ハヴ エニー クロニック ディズィーズィズ

食物アレルギーのある人に

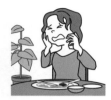

飲食店などで、食物アレルギーによる症状に苦しむ人を見掛けたとき、どんな対応や声掛けをすればよいかを確認しておきましょう。

対応のアドバイス

✳ 楽な姿勢を取ってもらい、薬を持っているかどうかや、普段の対処を聞きます。

✳ 重症であれば救急車を手配しましょう。

✳ 食物アレルギーの症状は急速に進行し危険な状態（アナフィラキシーと言います）になることがあるので、様子に十分注意を払いながら、救急車を呼ぶべきかの問い掛けを積極的に行うようにしましょう。

CHECK!

☐ どんな姿勢が楽か
☐ 何にアレルギーがあるのか
☐ 特別な薬を持って（処方されて）いるか
☐ 注射器を持っているか
☐ 救急車を呼んだ方がよいか

会話例 食事の後、突然……

あなたはカフェテリアで、具合の悪そうな女性を見掛け、そばにいた男性に話し掛けます。

通しの会話（英語）🔊 172

🔊 173

どうしたんですか？

What's happening?
ワッツ　　　　　ハァプニン

出 什么 事 了?
チュウ シェンマ シー ラ

あなた

🔊 174

第3章

昼食の後、妻の具合が突然悪くなりました。

My wife suddenly started to feel
マイ　ワイフ　　サドゥンリ　スターティッド トゥ フィーゥ

sick after lunch.
スィック アフター　ランチ

我 妻子 吃完 午饭 后 突然 觉得
ウオ チィズ チーワン ウゥファン ホウ トゥロァン ジュエダ
不 舒服
ブゥ シュウフ

相手

●174で「夫の具合が〜」と言う場合は、英語はwifeをhusbandに、中国語は妻子を丈夫 に置き換えて言います。

■) 175

何かアレルギーがありますか？

Does she have any allergies?
ダズ　シー　ハヴ　エニー　アラジーズ

她 有 什么 过敏症 吗?
タァ ヨウ シェンマ グゥオミンヂョン マ

あなた

■) 176

卵とナッツ類にアレルギーがあります。

She has allergies to eggs and
シー　ハズ　アラジーズ　トゥ　エッグズ　アン

nuts.
ナッツ

她 对 鸡蛋 和 坚果类 过敏。
タァ ドゥイ ジィダン ホァ ジエングゥオレイ グゥオミン

相手

● 175と176で、具合の悪い人が男性の場合、she/She を he/He に、她を他に置き換えて言います。

● 「あなたは何かアレルギーがありますか？」「私は卵とナッツ類にアレルギーがあります」の場合は、英語では <u>Do you</u> have any allergies? / <u>I have</u> allergies to eggs and nuts. と言います。中国語では、質問は她の部分を你に、答えは她の部分を我に置き換えて言います。

あなたは、具合の悪い女性に楽な姿勢を取ってもらうよう、彼女の夫にアドバイスをします。

通しの会話（英語）◀◀) 177

◀◀) 178

楽な姿勢で休ませてあげてください。

Let her rest in a comfortable
レッハー　　レッス　イナ　　　　カンファタブゥ
position.
パジシャン

你 让 她 以 感觉 舒适 的 姿势
ニィ ロァァン タァ イィ ガンジュエ シュウシー ダ ヅーシー
休息。
シウシ

あなた

◀◀) 179

分かりました。

OK.
オウケイ

好 的。
ハオ ダ

相手

第3章

💬具合の悪い人が男性の場合、178は her を him に、她を他に置き換えて言います。

◀)) 180

何か特別な服用薬を持っていますか？
なに　とくべつ　ふくようやく　も

Do you have any special medicine
ドゥ　ユー　ハァヴ　エニー　スペシャゥ　メディスン

she could take?
シー　クッ　テイツ

有 什么 平时 必须 服用 的 药 吗？
ヨウ　シェンマ　ピィンシー　ビィシュィ　フゥヨン　ダ　ヤオ　マ

あなた

◀)) 181

相手

いいえ、持っていません。
　　　　　　も

No, we don't.
ノウ　ウィ　ドゥンッ

没有。
メイヨウ

● 180の英語に登場するyouは、「あなたたち」を意味します。
ユー

● 180の平时 必须 服用 的 药は「普段必ず服用しなければ
ピィンシー ビィシュィ フゥヨン ダ ヤオ
　ならない薬」という意味です。

あなたは、最寄りの病院まで案内することを申し出ます。

通しの会話（英語）◀ 182

◀ 183

最寄りの病院までご案内しましょうか？

Shall I take you to the nearest
シャライ　　テイキュー　トゥ　ダ　ニアレッス

hospital?
ホスピタゥ

我 帯 你们 去 最 近 的 医院 吧?
ウオ ダイ ニィメン チュイ ヅゥイ ジン ダ イィユエン バ

あなた

◀ 184

お願いします。

Yes, please.
イエス　　プリーズ

好 的, 麻烦 你 了。
ハオ ダ マァファン ニィ ラ

相手

第3章

●183、185、187の英語に登場するyouは、「あなたたち」を
意味します。
●184の中国語は、好 的, 谢谢 你でもよいでしょう。
ハオ ダ シエシエ ニィ

103

◀)) 185

日本にお住まいですか?

Do you live in Japan?
ドゥ　ユー　リヴ　イン　ジャパン

你们 住在 日本 吗?
ニィメン デュウヅァイ リーベン マ

あなた

◀)) 186

はい。ここに住んでもう5カ月になります。

Yes, we do. We've been here five
イエス　ウィ　ドゥ　ウィヴ　ビン　ヒア　ファイヴ

months now.
マンス　ナウ

是 的。我们 已经 在 这里 住了 五
シー ダ ウオメン イィジィン ヅァイ チョャリ デュウラ ウゥ

个 月 了。
ガ ユエ ラ

相手

◀)) 187

健康保険証はお持ちですか?

Do you have health insurance?
ドゥ　ユー　ハァヴ　ヘゥス　インシュアランス

有 健康 保险证 吗?
ヨウ ジエンカァン バオシエンヂョン マ

あなた

災害時の対応

地震が起きたとき

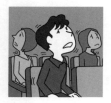

ここからは、災害などの非常時における対応や声掛けを見ていきます。まずは、日本にとても多い「地震」のシーンを取り上げます。

対応のアドバイス

* 急いで建物の外に出ると、落下物などでけがをする危険があるので、揺れが収まるのを建物の中で待つように伝えます。

* 頭を覆う物や出口を探して慌てないこと。まず落ち着くことが何よりも重要です。

CHECK!

- □ 慌てず、落ち着いて行動するよう注意喚起
- ▼その場にいた人全員に確認
- □ 連れがみんなそろっているか
- ▼倒れている人に確認
- □ 意識はあるか
- □ けがはないか

落ち着いて行動を！

あなたがスタッフとして関わっているイベントの最中に、地震が起きました。あなたは参加者に注意事項を伝えます。

通しの発話（英語）🔊 188

🔊 189

皆さん、お聞きいただけますか？

Could I have your attention,
クッダイ　　ハァヴ　　ヨア　　　アテンシャン

everyone?
エヴリワン

请　大家　注意　一下。
チィン　ダァジア　デュウイィ　イィシア

あなた

🔊 190

つい先ほど、強い地震がありました。今はもう止まっているので、落ち着いてください。

A strong earthquake happened a few moments ago. It has stopped now, so please stay calm.
ア　ストロング　アースクウェイク　ハァプンド　ア　フュー　モウメンツ　アゴウ　イッ　ハァズ　ストップト　ナウ　ソウ　プリーズ　ステイ　カーム

剛才　发生了　强烈　地震，
ガァンツァイ　ファアションラ　チアンリエ　ディーヂェン

现在　已经　停　了，请　大家　保持
シエンツァイ　イイジン　ティン　ラ　チン　ダァジア　バオチー

冷静。
レゥンジィン

あなた

108

余震があるかもしれません。現時点で外に
出ると危険ですから、しばらくの間、今い
る場所にとどまってください。

There may be aftershocks. It is
　デア　　メイ　ビー　　アフターショックス　　イッ　イズ

dangerous to go outside at the
　ディンジャラス　　トゥ　ゴゥ　　アウッサイド　アッ　ダ

moment, so stay where you are
　モウメンッ　　ソゥ　ステイ　　ウェア　　ユー　　アー

for the time being.
　フォー　ダ　タイム　　ビーイン

可能　还会　有　余震，現在　出去
ファネゥン　ハイ　ホゥイ　ヨゥ　ュィヂェン　シエンヅァイ　チュウチュィ
比较　危险。请　大家　暂时　呆在
ビィジアオ　ウェイシエン　チン　ダァジア　ヅァンシー　ダイヅァイ
原地，　不要　走动。
ユエンディー　プゥヤオ　ヅォウドォン

あなた

第4章

🔊 192

落下物に注意して、頭を守ってください。

Please be aware of falling objects
プリーズ　ビー　アウェア　オヴ　フォーリン　オブジクツ

and protect your head.
アン　プラテクッ　ヨア　ヘッド

同時 注意 保护 头部,
トォンシー　デュウィイィ　バオホゥ　トウブゥ

以 防 有 东西 掉下来 砸伤 你。
イィ　ファアン　ヨウ　ドォンシ　ディアオシアライ　ヅァアシャァン　ニィ

あなた

🔊 193

また、ご友人やご家族全員の安全を確認してください。

Also, please make sure your
オーゥソウ　プリーズ　メイク　シュア　ヨア

friends and family are all
フレンズ　アン　ファマリ　アー　オーゥ

accounted for.
アカウンテッド　フォー

另外, 请 确认 你的 朋友 及 家人
リィンワイ　チィン　チュエロェン　ニィ　ダ　ポンヨウ　ジィ　ジアロェン

是否 都 安全。
シーフォウ　ドウ　アンチュエン

あなた

110

けがをした人を見つけたら、スタッフを呼んでください。

If you find anyone who is injured,
イフ　ユー　ファインド　エニワン　　フー　イズ　インジャード

please summon a member of
プリーズ　　　　サマン　　ア　　メンバー　　オヴ

staff.
スタァフ

如果　发现　有人　受伤，请
ロゥグゥオ　ファアシエン　ヨウ　ロェン　ショウシャァン　チィン

通知　工作　人员。
トォンヂー　ゴォンヅゥオ　ロェンユエン

あなた

💬193の英語に出てくる accounted for は、「安否が確認されて、所在が確認されて」という意味です。

第4章

111

会話例　私につかまってください

地震でガラスが割れ、けがをした人を見掛けたあなたは、
声を掛けます。

通しの会話（英語）◀)) 195

◀)) 196

だいじょうぶ
大丈夫ですか？　血が出ていますよ。

Are you OK? You're bleeding.
アー　　ユー　オウケイ　　　　ユーア　　　　ブリーディン

你 怎么 了? 在 流血 啊。
ニィ ヅェンマ ラ　　ヅァイ リウシュエ ア

あなた

◀)) 197

ガラスが飛んできて、腕と顔を切りました。

My arm and face got cut by some
マイ　アーム　アン　フェイス　ゴッ　カッ　バイ　サム

flying glass.
フライン　グラァス

我 的 胳膊 和 脸 被 飞来 的
ウオ ダ グァボ ホァ リエン ベイ フェイライ ダ
玻璃片 划伤 了。
ボォリピエン ホワシャァン ラ

相手

112

このタオルで止血^{しけつ}してみてください。ほか
にけがはありませんか?

Try to stop the bleeding with this
チュライ トゥ ストップ ダ ブリーディン ウィズ ディス

towel. Do you have any other
タワゥ ドゥ ユー ハァヴ エニー アダー

injuries?
インジャリーズ

你 用 这 条 毛巾 按着 止血 吧。
ニィ ヨン ヂョァ ティアオ マオジン アンチャ ヂーシュエ バ

还有 其他 地方 受伤 吗?
ハイヨウ チィタァ ディーファアン ショウシャァン マ

あなた

物^{もの}が落^おちてきて、頭^{あたま}をぶつけました。頭^{あたま}が
ぼうっとして、物^{もの}がよく見^みえません。

A falling object hit my head. I
ア フォーリン オブジクッ ヒッ マイ ヘッド アイ

feel faint and can't see very well.
フィーゥ フェインッ アン キャンッ スィー ヴェリ ウェゥ

从 上面 掉下来 的 东西 砸在了
ツォン シャァンミエン ディアオシアライ ダ ドォンシ ヅァアヅァイラ

我 的 头上。我 觉得 昏昏沉沉
ウオ ダ トウシャァン ウオ ジュエダ ホゥンホゥンチェンチェン

的,而且 看不清 东西。
ダ アルチエ カンブチン ドォンシ

相手

第4章

113

あなたは、相手を安全な場所に連れて行くことにしました。

通しの会話（英語）◀) 200

◀) 201

歩けますか？　私の腕をつかんでください。

Can you walk? Please hold my
キャン　ユー　ウォーク　　プリーズ　ホウゥド　マイ

arm.
アーム

你 能 走 吗? 来, 抓住 我 的
ニィ　ネゥン　ヅォウ　マ　　ライ　　デュワデュゥ　ウォ　ダ

胳膊。
グァボ

あなた

◀) 202

ありがとう。

Thank you.
サンキュー

谢谢 你。
シエシエ　ニィ

相手

●「私の腕をつかんでください」の代わりに、「私にもたれかかっていいですよ」などと言うこともできます（英語・中国語の表現はp. 19参照）。

114

203

まず安全なところに行って、救急隊を呼び
ましょう。頑張って。

We'll go to a safe place and then
ウィゥ　ゴウ　トゥァ　セイフ　プレイス　アン　デン

call the rescue team.
コーゥ　ダ　レスキュー　ティーム

Hang in there.
ハァンギン　デア

我们 先 到 安全 的 地方 后 再
ウオメン　シエン　ダオ　アンチュエン　ダ　ディーファアン　ホウ　ヅァイ

叫 救援队 吧。
ジアオ　ジウユエンドゥイ　バ

你 再 坚持 一会儿。
ニィ　ヅァイ　ジエンチー　イィホアル

あなた

第4章

115

あなたは、けがをした人の家族に声を掛けます。

通しの会話（英語）🔊 204

🔊 205

この方のご家族ですか？

Are you a member of her family?
アー　ユー　ア　メンバー　オヴ　ハー　ファマリ

你 是 她 的 家人 吗?
ニィ シー タァ ダ ジアロェン マ

あなた

🔊 206

けが人
の家族

はい。大丈夫でしょうか？

Yes. Is she all right?
イエス　イズ　シー　オーゥ　ライツ

对。 她 没事 吧?
ドゥイ タァ メイシー バ

●205～207は、けが人が女性である場合を想定しています。
男性の場合、205の英語はherをhimに、206と207の英語
はsheをheに置き換えて言います。中国語は205、206とも
に她を他に置き換えます。

116

きっと大丈夫です。間もなく救急隊が来ますから、ここでお待ちください。

I'm sure she'll be fine. The rescue
アイム　シュア　シーゥ　ビー　ファイン　ダ　レスキュー

team will be here soon, so please
ティーム　ウィゥ　ビー　ヒア　スーン　ソウ　プリーズ

wait here.
ウェイッ　ヒア

我 相信 不 会 有 问题 的。
ウオ　シアンシン　ブゥ　ホゥイ　ヨウ　ウェンティー　ダ

救援队 马上 就 到，你 在 这儿
ジウユエンドゥイ　マァシャァン　ジウ　ダオ　ニィ　ヅァイ　ヂョアル

等等 吧。
デゥンデゥン　バ

あなた

🔊 208

私にできることはありますか？

Is there anything I can do?
イズ　デア　エニスィン　アイ　キャン　ドゥ

有 什么 我 能 做 的 吗？
ヨウ　シェンマ　ウオ　ネゥン　ヅゥオ　ダ　マ

けが人
の家族

第4章

117

🔊 209

そばにいて話し掛けてあげてください。建物がまた揺れるかもしれないので、気を付けてくださいね。

Just stay with her and talk to her.
ジャッス ステイ ウィズ ハー アン トーク トゥ ハー

The building might shake again,
ダ ビゥディン マイッ シェイク アゲン

so please take care.
ソウ プリーズ テイッ ケア

你 陪着 她，跟 她 说话 吧。
ニィ ペイヂャ タァ ゲン タァ シュオホワ バ

房子 可能 还会 摇，请 注意
ファアンヅ クァネゥン ハイ ホゥイ ヤオ チィン デュウイィ

安全。
アンチュエン

あなた

●209の１文目は、けが人が女性である場合を想定しています。
男性の場合、her を him に置き換え、她を他に置き換えます。

火災が起きたとき

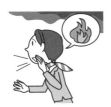

建物の中で火災が発生！ そんなとき慌てずに適切な行動や声掛けができるように、対応法や表現をチェックしておきましょう。

対応のアドバイス

✲ 煙を吸わないように、口元をハンカチなどで覆い、姿勢をできるだけ低くするよう大声で呼び掛けます。

✲ やけどは水を流して冷やしますが、冷やし過ぎに注意しましょう。冷やした後は乾いたタオルなどを掛けておきます。

✲ 水ぶくれができている場合は、病院にかかるよう勧めます。

CHECK!

☐ その場の全員に火事が伝わっているか
☐ 煙を吸わないように避難できているか
☐ 取り残された人はいないか
▼やけどをした人に確認
☐ やけどの状態や程度はどのようなものか
☐ 水ぶくれができていないか

第4章

119

会話例1 煙を吸わないように！

建物で火事が発生し、あなたはそばにいた人に避難を呼び掛けます。

通しの会話（英語）🔊 210

🔊 211

この建物が火事です！ 避難しなくてはなりません！

The building's on fire! We have to evacuate!
ダ　ビゥディングズ　オン　ファイアー　ウィ　ハァフ　トゥ
イヴァキュエイッ

楼 里 着火 了, 我们 得 离开
ロウ リ チァオホゥオ ラ ウオメン デイ リィカイ
这里！
ヂョアリ

あなた

🔊 212

非常口はどこですか？

Where is the emergency exit?
ウェア　イズ　ディ　イマージャンスィ　イグズィッ

紧急 出口 在 哪儿?
ジンジィ チュウコウ ヅァイ ナアル

相手

120

表示に従って進んでください。走らないでくださいね──危ないので。

Follow the signs. Please don't run
フォロウ　ダ　サインズ　プリーズ　ドウンツ　ラン

── it's dangerous.
イッツ　デインジャラス

请 按照 指示 标记 往 前 走。
チン　アンチャオ　ヂーシー　ビアオジィ　ワン　チエン　ヅォウ

请 不要 跑──因为 很 危险。
チン　ブゥヤオ　パオ　インウェイ　ヘン　ウェイシエン

あなた

煙がたくさん部屋に入ってきます！

Lots of smoke is coming into the
ロッツ　オヴ　スモウク　イズ　カミン　イントゥ　ダ

room!
ルーム

相手

进到 房间 里的 烟雾 越来越
ジンダオ　ファアンジエン　リ　ダ　イエンウゥ　ユエライユエ

浓 了!
ノゥン　ラ

第4章

121

🔊 215

必ずハンカチで鼻と口を覆って、姿勢を低く保ってくださいね。

Make sure to cover your nose and
メイク シュア トゥ カヴァー ヨア ノウズ アン

mouth with your handkerchief and
マウス ウィズ ヨア ハンカチフ アン

stay low.
ステイ ロウ

请 你 一定 要 用 手帕 捂住 口
チン ニィ イィディン ヤオ ヨン ショウパァ ウゥヂュウ コウ

鼻，而且 要 放低 身体。
ビィ アルチエ ヤオ ファアンディー シェンティー

あなた

● 215の「鼻と口」は、英語では日本語と同じ順序のnose and
ノウズ アン
mouth ですが、中国語では順序を逆にした「口 鼻」の形が
マウス コウ ビィ
一般的です。

💬 **会話例2** やけどを冷やしましょう

あなたは火事でやけどをした人に声を掛けます。

通しの会話（英語）🔊 216

🔊 217

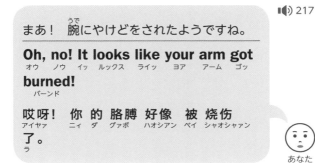

まあ！ 腕にやけどをされたようですね。

Oh, no! It looks like your arm got
オウ　ノウ　イッ　ルックス　ライッ　ヨア　アーム　ゴッ

burned!
バーンド

哎呀！ 你 的 胳膊 好像 被 烧伤
アイヤァ　ニィ　ダ　グァボ　ハオシアン　ベイ　シャオシャァン

了。
ラ

あなた

🔊 218

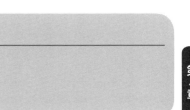

はい。

Yes.
イエス

是 的。
シー　ダ

相手

第4章

123

◀)) 219

応急手当てをしないと。腕に冷たい水を流しましょう。

We have to get you some first aid.
ウィ　ハァフ　トゥ　ゲッチュー　サム　ファーッステイド

Let's put your arm under cool
レッツ　　プッチョア　アーム　アンダー　クーゥ

running water.
ラニン　　ウォーター

那　得　赶紧　进行　应急　处理。
ナァ　デイ　ガンジン　ジンシィン　イィンジィ　チュウリィ

用　冷水　冲　一下　胳膊　吧。
ヨン　レゥンシュイ　チォン　イィシア　グァボ　バ

あなた

124

水道の水で患部を冷やした後、あなたはアドバイスをします。

通しの会話（英語）🔊 220

🔊 221

痛みが和らいできました。

The pain is getting better.
ダ　ペイン　イズ　ゲティン　ベター

没有 刚才 那么 疼 了。
メイヨウ ガァンツァイ ナァマ テゥン ラ

相手

🔊 222

分かりました、では清潔な布でやけどを覆いましょう。患部に触らないようにしてください。

OK, now let's cover the burn with
オウケイ　ナウ　レッツ　カヴァー　ダ　バーン　ウィズ

a clean cloth. Try not to touch
ア　クリーン　クロス　チュライ　ノッ　トゥ　タッチ

the area.
ディ　エリア

好 的, 那 我 用 一 块 干净布 把
ハオ ダ ナァ ウオ ヨン イィ クワイ ガンジンプゥ バァ

烧伤处 盖住 吧。注意 不要
シャオシャァンチュウ ガイヂュウ バ ヂュウイィ ブゥヤオ

触摸 伤口。
チュウモォ シャァンコウ

あなた

第4章

125

🔊 223

水<ruby>ぶくれ<rt>みず</rt></ruby>ができているのが<ruby>見<rt>み</rt></ruby>えるので、<ruby>病<rt>びょう</rt></ruby>
<ruby>院<rt>いん</rt></ruby>に<ruby>行<rt>い</rt></ruby>った<ruby>方<rt>ほう</rt></ruby>がいいです。

I can see blisters forming, so
アイ　キャン　スィー　ブリスターズ　フォーミン　ソウ

you'd better go to the hospital.
ユード　　ベター　　ゴウ　トゥ　ダ　　ホスピタゥ

我 看 已经 起 水泡 了，你 最好
ウオ　カン　イィジィン　チィ　シュイパオ　ラ　　ニィ　ヅゥイハオ

去 医院 看看。
チュイ　イィユエン　カンカン

あなた

126

Scene 10　猛暑と熱中症への対応

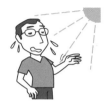

夏の猛暑も、外国人に驚かれる日本の自然現象の1つ。ここでは、猛暑への注意喚起の仕方や、熱中症の患者への対応法を押さえましょう。

対応のアドバイス

✱ 具合が悪そうな人は、できるだけ早く医療機関もしくは救護所に連れて行くことが重要です。

✱ 楽な姿勢を取ってもらい、窮屈な服は緩めます、上着は脱がせて、上の方のボタンは外しましょう。

✱ 可能なら額、首、脇、足の付け根を、濡らした布や冷却シートなどで冷やします。

CHECK!

□ 具合が悪くなったときや、具合の悪い人を発見したときの速やかな報告を注意喚起
▼具合が悪くなった人に確認
□ 意識はあるか
□ （意識がある場合）どんな姿勢が楽か

第4章

127

発話例 直射日光と暑さに注意を！

猛暑の中、あなたがスタッフとして関わっているイベントが始まりました。あなたは参加者に注意事項を伝えます。

通しの発話（英語）◀)) 224

◀)) 225

> この猛暑の中、たくさんの人が熱中症にかかっています。
>
> **In this extreme heat, a lot of**
> イン　ディス　イクスチュリーム　ヒーッ　ア　ロットヴ
> **people are suffering from**
> ピープゥ　アー　　サファリン　　フロム
> **heatstroke.**
> ヒーッストロウク
>
> 像　这样　的　高温　酷暑　天　里,
> シアン　ヂョァヤン　ダ　ガオウェン　クゥシュウ　ティエン　リ
> 有　很多　人　中暑。
> ヨウ　ヘン　ドゥオ　ロェン　ヂョンシュウ

あなた

128

天気予報によると、今日の最高気温は38度になるそうです。外に出る場合は、直射日光を避けるよう十分注意してください。

The weather forecast says
ダ　ウェダー　フォーキャスッ　セズ

today's high will be 38 degrees.
トゥデイズ　ハイ　ウィゥ　ビー　サーティエイッ　ディグリーズ

If you do go outside, please be
イフ　ユー　ドゥ　ゴウ　アウッサイド　　プリーズ　ビー

very careful to avoid direct
ヴェリ　ケアフゥ　トゥ　アヴォイド　ディレクッ

sunlight.
サンライッ

天气　预报 说，今天　的 最高　气温
ティエンチ　ユィパオ　シュオ　ジンティエン　ダ　ヅゥイガオ　チィウェン

是 38 度。如果　外出，请　注意
シー　サンシバァ　ドゥ　ロゥグゥオ　ワイチュウ　チン　ヂュウイイ

避免　阳光　直射。
ビィミエン　ヤングアン　ヂーショァ

あなた

第4章

🔊 227

もし具合が悪くなったら、医療機関にかかってください。

If you do feel ill, please seek
イフ　ユー　ドゥ　フィーゥ　イゥ　　プリーズ　スィーク

medical attention.
メディカゥ　　　アテンシャン

要是 觉得 身体　不 适，请 到
ヤオシ　ジュエダ　シェンティー　ブゥ　シー　チィン　ダオ

医院　就诊。
イィユエン　ジウヂェン

(･･)
あなた

130

あなたは参加者の質問に答えます。

通しの発話（英語）🔊 228

🔊 229

どうすれば身を守れますか？

How can I protect myself?
ハウ　キャナイ　プロテクッ　マイセゥフ

怎么 才 能 做到 自我 防护 呢？
ヅェンマ ツァイ ネゥン ヅゥオダオ ヅーウオ ファアンホゥ ナ

参加者

🔊 230

外に出るときは帽子をかぶること、水分を
たっぷり取ることです。

Make sure to wear a hat when
メイク　シュア　トゥ　ウェアー　ア　ハァッ　ウェン

you go outside and drink plenty of
ユー　ゴウ　アウッサイド　アン　ヂュリンク　プレンティ　オヴ

water.
ウォーター

外出 时 戴 帽子，多 喝 水。
ワイチュウ シー ダイ マオヅ ドゥオ ホァ シュイ

あなた

第4章

131

🔊 231

また、汗で失われる塩分を補給することも
重要です。

Also, it's important to replace the
オーゥソウ　イッツ　インポータンッ　トゥ　リプレイス　ダ

salt you lose through sweating.
ソゥト　ユー　ルーズ　スルー　スウェッティン

另外，补充　出汗　时　失去　的　盐分
リィンワイ　ブゥチォン　チュゥハン　シー　シーチュィ　ダ　イエンフェン
也　很　重要。
イエ　ヘン　ヂォンヤオ

あなた

イベント会場で、人が熱中症で倒れました。あなたはその人の友人から話し掛けられます。

通しの会話（英語）🔊 232

🔊 233

すみません、友人が突然倒れました。

Excuse me, my friend suddenly
イクスキューズ　ミー　マイ　フレンド　サドゥンリ

fell over.
フェゥ　オウヴァー

对不起，我 的 朋友 突然 晕倒 了。
ドゥイブチィ　ウオ　ダ　ポンヨウ　トゥロァン　ユインダオ　ラ

相手

🔊 234

熱中症かもしれません。救護所に移動する
必要があります。

It could be heatstroke. We need
イッ　クッ　ビー　ヒーッストロウク　ウィ　ニード

to take him to the first-aid station.
トゥ　テイッ　ヒム　トゥ　ダ　ファーッステイド　ステイシャン

也许 是 中暑 了。得 把 他 送到
イエシュィ　シー　ヂョンシュウ　ラ　デイ　バァ　タァ　ソォンダオ

救护站 去。
ジウフゥヂャン　チュィ

あなた

133

🔊 235

私はどうすればいいですか?

What should I do?
ワッ　　　　シュダイ　　　ドゥ

我 该 怎么 办 呢?
ウオ ガイ ヅェンマ バン ナ

相手

🔊 236

彼のそばにいてください、私は担架をもらいに行きますので。

You stay with him and I'll go get a stretcher.
ユー　ステイ　ウィズ　ヒム　アン　アイゥ　ゴウ　ゲッタ
ストレッチャー

你 留在 他 身边, 我 去 要 担架。
ニィ リウヅァイ タァ シェンビエン ウオ チュイ ヤオ ダンジア

あなた

●234と236は、倒れた人が男性である場合を想定しています。
女性の場合、いずれも him を her に、他を她に置き換えます。

134

あなたは、倒れた人の友人と一緒に、可能な対応をします。

通しの会話（英語）🔊 237

🔊 238

私が離れている間、彼の服やベルトを緩め
てください。

While I'm gone, please loosen his
ワイゥ　アイム　ゴーン　プリーズ　ルースン　ヒズ

clothes and belt.
クロウズ　アン　ベッゥ

我 离开 这儿 后，请 你 解开 他 的
ウォ　リィカイ　ヂョアル　ホウ　チィン　ニィ　ジエカイ　タァ　ダ

衣扣，松开 腰带。
イィコウ　ソォンカイ　ヤオダイ

あなた

🔊 239

分かりました。

I got it.
アイ　ゴティッ

我 知道 了。
ウォ　ヂーダオ　ラ

相手

●倒れた人が女性の場合、238の英語はhisをherに、中国語
　は他を她に置き換えて言います。

🔊 240

（冷たいペットボトルを渡して）体を冷やすのに、これが使えますよ。

You can use this to help keep him
ユー　キャン　ユーズ　ディス　トゥ　ヘゥプ　キープ　ヒム
cool.
クーゥ

你 可以 用 这 瓶 水 为 他 冷敷
ニィ　クァイイ　ヨン　ヂョア　ピィン　シュイ　ウェイ　タァ　レゥンフゥ
身体。
シェンティー

あなた

●倒れた人が女性の場合、240の英語はhimをherに、中国語は他を她に置き換えて言います。

136

感染症の予防

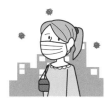

世界に衝撃を与えた新型コロナウイルスをはじめ、さまざまなウイルスと付き合っていく必要のある現代。ここでは、感染症とその予防を取り上げます。

対応のアドバイス

✴熱があって体調が悪いようなら、医療機関受診を勧めましょう。

✴咳が出るが熱がない人には、マスクの着用と自宅または宿泊先で安静にすることを勧めます。ただし呼吸が苦しい場合には、すぐに医療機関（あれば指定病院）を案内しましょう。

CHECK!

□ 入念な手洗いとマスク着用を注意喚起
▼具合の悪い人に確認
□ どんな症状があるか
□ 熱はあるか
□ 咳は出るか

第4章

会話例　**感染が拡大中！**

新型ウイルスの急激な感染拡大が報じられる中、あなたは旅行者から声を掛けられます。

通しの会話（英語）🔊 241

🔊 242

> すみません、マスクはどこで買えますか？
>
> **Excuse me, where can I get some**
> イクスキューズ　ミー　　ウェア　　キャナイ　ゲッ　サム
>
> **face masks?**
> フェイス　マスクス
>
> 请问，在 哪儿 能 买到 口罩 呢？
> チンウェン　ヅァイ　ナアル　ネゥン　マイダオ　コウチャオ　ナ

相手

🔊 243

> ドラッグストアやコンビニならどこでも手に入ります。
>
> **You can find them at any**
> ユー　キャン　ファインデム　アッ　エニー
>
> **drugstore or convenience store.**
> ドラッグストア　オア　コンヴィーニャンス　ストア
>
> 药妆店 和 便利店 都 有 口罩。
> ヤオヂュアンディエン　ホァ　ピエンリィディエン　ドウ　ヨウ　コウチャオ

あなた

138

相手に予防法を尋ねられ、あなたはアドバイスをします。

通しの会話（英語）🔊 244

🔊 245

ウイルスを防（ふせ）ぐためにできることはありますか？

Is there anything we can do to
イズ　デア　　エニスィン　　ウィ　キャン　ドゥ　トゥ

avoid viruses?
アヴォイド　ヴァイアラスィズ

如何　预防　病毒　感染　呢？
ロゥホァ　ユィファァン　ビィンドゥ　ガンロァン　ナ

相手

🔊 246

外出（がいしゅつ）から戻（もど）ったら、手（て）を石鹸（せっけん）とお湯（ゆ）でしっかり洗（あら）うことです。

Wash your hands thoroughly with
ウォッシュ　ヨア　　ハンズ　　サーロウリ　　ウィズ

soap and hot water when coming
ソウプ　アン　ホッ　ウォーター　ウェン　カミン

indoors.
インドアズ

外出　回来　后，要　用　肥皂　和
ワイチュウ　ホゥイライ　ホゥ　ヤオ　ヨン　フェイヅァオ　ホァ

热水　彻底　洗手。
ロァシュイ　チョァディー　シィショウ

あなた

第4章

139

◀)) 247

石鹸も水もないときは、手の除菌用ローショ
ンを使ってください。

If no soap and water is available,
イフ　ノウ　ソウプ　アン　ウォーター　イズ　アヴェイラブゥ

use some hand sanitizer.
ユーズ　サム　ハンド　サニタイザー

如果　没有　肥皂　和水，
ロゥグゥオ　メイヨウ　フェイザオ　ホァ　シュイ

请　使用　免洗　抗菌　洗手液。
チン　シーヨン　ミエンシィ　カァンジュィン　シィショウイエ

あなた

◀)) 248

分かりました。家族と旅行しているので、
誰かが感染するかもしれないと心配です。

I see. As I'm traveling with my
アイ　スィー　アズ　アイム　チュアヴェリン　ウィズ　マイ

family, I'm worried that someone
ファムリ　アイム　ワリード　ダァッ　サムワン

might get infected.
マイッ　ゲッ　インフェクティッド

我　知道　了。我　在　和　家人　一起
ウオ　デーダオ　ラ　ウオ　ヅァイ　ホァ　ジアロェン　イィチィ

旅游，我　怕　会　有人　感染。
リュィヨウ　ウオ　パァ　ホゥイ　ヨウ　ロェン　ガンロァン

相手

140

もし何日か熱が続いて具合が悪いようなら、
病院で診てもらうことをお勧めします。

If you have a fever for a few days
イフ　ユー　　ハァヴ　ア　フィーヴァー　フォー　ア　フュー　　デイズ

and don't feel good, I would
アン　ドウンッ　フィーゥ　グッド　アイ　　ウッ

recommend that you see a doctor.
レコメンッ　　　ダァッ　ユー　スィー　ア　ドクター

如果　连续　几天　发烧　不退,
ロゥグゥオ　リエンシュィ　ジィ　ティエン　ファアシャオ　プゥ　トゥイ

而且　身体　不　舒服　的话,
アルチエ　シェンティー　プゥ　シュウフ　ダ　ホワ

我　建议　你　去　医院　检查　一下。
ウオ　ジエンイィ　ニィ　チュィ　イィユエン　ジエンチャア　イィシア

あなた

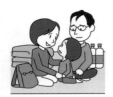

自然災害の多い日本では、避難所で外国の人と接する可能性も十分あります。困難を一緒に乗り越えられるよう、重要事項と表現をチェックしましょう。

対応のアドバイス

✱ 常用薬が十分にあるかを確認し、不足しそうな場合は医療スタッフや医療機関に相談するよう伝えます。

✱ 避難所生活が長期にわたると、肺炎のリスクが高まります。特に高齢者の体調には気を配りましょう。

✱ 狭い場所でじっとしていることによるエコノミークラス症候群を防止するため、十分な水分を取ることと、脚の運動をすることを勧めましょう。

CHECK!

☐ 持病がある人、現在病気治療中の人がいるか
☐ （薬を飲んでいる人の）薬が足りているか
☐ 体の不調を感じている人がいないか

スタッフがお手伝いします

あなたは災害の避難所で、スタッフとして人々に体調管理を呼び掛けます。

通しの発話（英語）🔊 250

🔊 251

この避難所には、食料や薬、毛布、そのほかの物資がそろっています。

In this shelter, we have food,
イン ディス シェウター ウィ ハァヴ フード

medicine, blankets and other
メディスン ブランキッツ アン アダー

supplies.
サプライズ

在 这个 避难所 里，有 食物、
ヅァイ ヂョァガ ビィナンスゥオ リ ヨウ シーウゥ

药品、 毛毯 及 其他 救援 物资。
ヤオピン マオタン ジィ チィタァ ジウユエン ウゥヅー

あなた

■)) 252

特に必要なものがあったら、私たちにお知らせくださいね。

Please let us know if you need
プリーズ　レッタス　ノウ　イフ　ユー　ニード

anything in particular.
エニスィン　イン　パティキュラー

如果 有 什么 必需 物品，请 告诉
ロッグゥオ ヨウ シェンマ ビィシュィ ウゥピン チィン ガオスゥ

我们。
ウオメン

あなた

■)) 253

例えば、お薬を飲んでいて足りなくなるかもとご心配な方は、どうぞおっしゃってください。

For example, if you take any
フォー　イグザンプゥ　イフ　ユー　テイッ　エニー

medicine and are worried you
メディスン　アン　アー　ワリード　ユー

might run out of it, please do tell
マイッ　ラン　アウトヴ　イッ　プリーズ　ドゥ　テゥ

us.
アス

比方 说，你 担心 自己 服用 的 药
ビィファアン シュオ ニィ ダンシン ヅゥジィ フゥヨン ダ ヤオ

会 不够，可以 跟 我们 说。
ホゥイ ブゥゴウ クァイィ ゲン ウオメン シュオ

あなた

明日、医療チームが来ますので、体調のお
話もできます。

Tomorrow, the medical team will
トゥモロウ　　　ダ　　メディカゥ　　ティーム　ウィゥ

come here so you can talk about
カム　　ヒア　ソウ　ユー　キャン　　トーカバウッ

your health condition.
ヨア　　　ヘゥス　　コンディシャン

明天　　医疗队　　会　来 这里，
ミィンティエン イィリアオドゥイ ホゥイ ライ ヂョァリ

大家 还 可以 跟 医生　说说　　自己
ダァジア ハイ ファイィ ゲン イィション シュオシュオ ツージィ

的 身体　　状况。
ダ シェンティー ヂュアンクアン

あなた

第4章

145

🔊 255

同じ姿勢であまり長い間座っていると「エコノミークラス症候群」を起こす可能性があるので、必ず時々両脚を動かすようにしてください。

Sitting too long in the same
スィッティン　トゥー　ロング　イン　ダ　セイム

position could cause "economy
パジシャン　クッ　コーズ　イコナミ

class syndrome," so make sure
クラス　スィンデュロウム　ソウ　メイク　シュア

to move your legs once in a while.
トゥ　ムーヴ　ヨア　レッグズ　ワンス　イナ　ワイゥ

为了 避免 罹患 "经济舱 综合症",
ウェイラ　ビィミエン　リィホワン　ジィンジィツァァン　ヅォンホァヂョン

请 大家 注意 不要 以 相同 姿势 久 坐
チィン　ダァジア　ヂュウイィ　ブゥヤオ　イィ　シアントォン　ズーシー　ジウ　ヅゥオ

不 动，要 时不时 地 活动 一下 腿。
ブゥ　ドォン　ヤオ　シーブゥシー　ダ　ホゥオドォン　イィシア　トゥイ

あなた

🔊 256

また、水分もこまめに取ってください。

Also, please drink water
オーゥゾウ　プリーズ　デュリンク　ウォーター

frequently.
フリークワンツリ

另外，还 要 多 喝 水。
リィンワイ　ハイ　ヤオ　ドゥオ　ホァ　シュイ

あなた

146

あなたはスタッフとして、避難者に気を配りながら声を
掛けます。

通しの会話（英語）🔊 257

🔊 258

心配なことがあったら何でも、私たちにお
知らせください。

Please let us know if you are
プリーズ　　レッタス　　ノウ　イフ　ユー　アー

anxious about anything.
アンクシャス　　アバウッ　　エニスィン

如果 你 有 什么 不 放心 的 事情,
ロゥグゥオ ニィ ヨウ シェンマ ブゥ ファアンシン ダ シーチィン

可以 跟 我们 说。
ケァイィ ゲン ウオメン シュオ

あなた

第4章

147

◀)) 259

父の体調が心配です。特別なケアが必要な
もので。

I'm worried about my father's
アイム　ワリード　アパウッ　マイ　ファーダーズ

health condition. He needs
ヘゥス　コンディシャン　ヒー　ニーズ

special care.
スペシャゥ　ケア

我 很 担 心 我 父 亲 的 健康　状况。
ウオ ヘン ダンシン ウオ フゥチン ダ ジエンカァン ヂュアンクアン

他 需要　特别 护理。
タァ シュィヤオ トァビエ ホゥリィ

相手

●259で「母の体調が心配です」と言う場合は、英語はfather's
をmother'sに置き換え、中国語は父亲を母亲に置き換えて
言います。また、2文目では英語はHeをSheに、中国語は他
を她に置き換えます。

スタッフが対応します。こまめに体位を変えるように気を付けてください。トイレに行く必要があるときには、私たちに助けを求めてくださいね。

Our staff can take care of him.
アワ　スタッフ　キャン　テイツ　ケア　オヴ　ヒム

Make sure he frequently changes
メイク　シュア　ヒー　フリークワンツリ　チェインジズ

his body position. Please ask us
ヒズ　ボディ　パジシャン　プリーズ　アスク　アス

for help when he needs to go to
フォー　ヘゥプ　ウェン　ヒー　ニーズ　トゥ　ゴウ　トゥ

the restroom.
ダ　レッスルーム

我们 的 工作 人员 会 照顾 他
ウオメン　ダ　ゴォンヅゥオ　ロェンユエン　ホゥイ　ヂャオグゥ　タァ

的。请 注意 让 他 时不时 地
ダ　チン　デュウィィ　ロァァン　タァ　シーブゥシー　ダ

变换 一下 身体 姿势。要 去
ビエンホワン　イィシア　シェンティー　ヅーシー　ヤオ　チュイ

洗手间 时, 请 叫 我们。
シィショウジエン　シー　チン　ジアオ　ウオメン

あなた

●ケアが必要な人が「母」（などの女性）の場合、260の英語は
him を her に、he を she に、his を her に置き換えて言います。
中国語はいずれも他を她に置き換えます。

149

🔊 261

余震があるたびにすごく不安になります。

I feel very nervous every time we
アイ フィーゥ ヴェリ ナーヴァス エヴリ タイム ウィ

have an aftershock.
ハァヴ アナフターショック

每 次 余震 发生 时，我 总是
メイ ツー ユイチェン ファアション シー ウォ ヅォンシー

觉得 惴 惴 不 安 的。
ジュエダ デュイ デュイ ブゥ アン ダ

相手

🔊 262

この建物は安全ですよ。みんなで最善を尽くして、お互い助け合いましょう。

This building is safe. Let's all do
ディス ビゥディン イズ セイフ レッツ オーゥ ドゥ

our best to help each other.
アワ ベッス トゥ ヘゥプ イーチ アダー

你 放心，这 栋 楼 很 安全 的。
ニィ ファアンシン ヂョァ ドォン ロウ ヘン アンチュエン ダ

让 我们 尽 各自 所能，互相
ロァァン ウオメン ジン グァツー スゥオネゥン ホゥシアン

帮助 吧。
バァンヂュウ パ

あなた

150

付　録

日英中対応！　医療語句リスト

表現さくいん

● 体の部位の名称

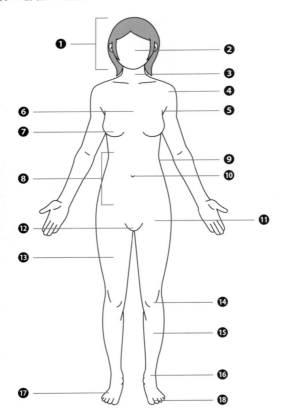

❶	<ruby>頭<rt>あたま</rt></ruby>	ヘッド head	トウ 头
❷	<ruby>顔<rt>かお</rt></ruby>	フェイス face	リェン 脸
❸	<ruby>首<rt>くび</rt></ruby>	ネック neck	ジン ボォツ 颈／脖子
❹	<ruby>肩<rt>かた</rt></ruby>	ショウゥダー shoulder	ジェン ジェンバァン 肩／肩膀
❺	<ruby>脇<rt>わき</rt></ruby>の<ruby>下<rt>した</rt></ruby>	アームピッ armpit	イエヂア イエウオ 腋下／腋窝
❻	<ruby>胸<rt>むね</rt></ruby>	チェッス chest	シォン 胸
❼	<ruby>乳房<rt>ちぶさ</rt></ruby>	ブレッス breast	ロゥファァン 乳房
❽	<ruby>腹部<rt>ふくぶ</rt></ruby>	アブダマン ベリ abdomen / belly	フゥブゥ 腹部
❾	ウエスト	ウェイッス waist	ヤオウェイ 腰围
❿	へそ	ネイヴェゥ ベリ バトゥン navel / belly button	ドゥチィ 肚脐
⓫	<ruby>鼠径部<rt>そけいぶ</rt></ruby>／<ruby>足<rt>あし</rt></ruby>の<ruby>付<rt>つ</rt></ruby>け<ruby>根<rt>ね</rt></ruby>	グロイン groin	フゥグゥゴウ 腹股沟
⓬	<ruby>陰部<rt>いんぶ</rt></ruby>	プライヴェッ パーツ private parts	インブゥ 阴部
⓭	<ruby>大腿<rt>だいたい</rt></ruby>／<ruby>太<rt>ふと</rt></ruby>もも	サイ thigh	ダァトゥイ 大腿
⓮	<ruby>膝<rt>ひざ</rt></ruby>	ニー knee	シィガイ 膝盖
⓯	<ruby>脛<rt>すね</rt></ruby>	シン shin	シアオトゥイ 小腿
⓰	<ruby>足首<rt>あしくび</rt></ruby>	アンクゥ ankle	ホワイグワンジエ ジアボォツ 踝关节 ／脚脖子
⓱	<ruby>足<rt>あし</rt></ruby>の<ruby>甲<rt>こう</rt></ruby>	インステップ instep	ジアベイ 脚背
⓲	<ruby>足指<rt>あしゆび</rt></ruby>／<ruby>爪先<rt>つまさき</rt></ruby>	トウ toe	ジアオジェン 脚尖

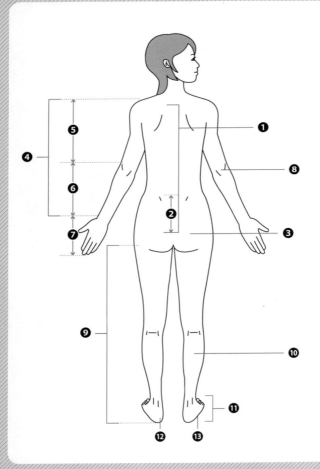

154

❶	せ／はいぶ 背／背部	バァク back	ベイブゥ 背部
❷	こし／ようぶ 腰／腰部	ロウワー バァク lower back	ヤオブゥ 腰部
❸	しり／でんぶ 尻／臀部	バタク（ス） buttock(s)	トゥンブゥ 臀部
❹	うで 腕	アーム arm	グゥボ 胳膊
❺	じょうわん 上腕	ア バァ アーム upper arm	シャンビィ 上臂
❻	ぜんわん 前腕	フォーアーム forearm	チェンビィ 前臂
❼	て 手	ハンド hand	ショウ 手
❽	ひじ 肘	エゥボウ elbow	チョウ 肘
❾	あし／かし 脚／下肢	レッグ leg	トゥイ シアデー 腿／下肢
❿	ふくらはぎ	キァフ calf	シアオトゥイドゥ 小腿肚
⓫	あし 足	フッ foot	ジアオ 脚
⓬	かかと	ヒーゥ heel	ジアオホウゲン 脚后跟
⓭	あし の うら 足の裏	ソウゥ sole	ジアオディー 脚底

はだ／ひふ 肌／皮膚	スキン skin	ピィフゥ 皮肤
ほね 骨	ボウン bone	グゥトゥ 骨头
かんせつ 関節	ジョインッ joint	グワンジエ 关节
きんにく 筋肉	マ スゥ muscle	ジィロウゥ 肌肉
しんけい 神経	ナーヴ nerve	シェンジン 神经

155

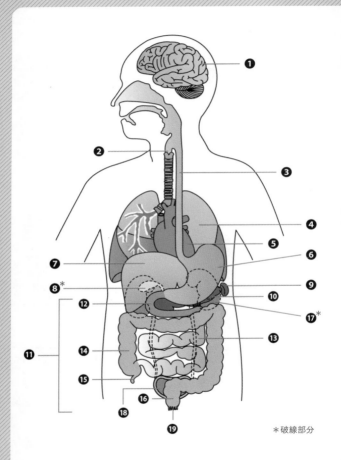

❶
❷
❸
❹
❺
❻
❼
❽*
❾
❿
⓫
⓬
⓭
⓮
⓯
⓰
⓱*
⓲
⓳

＊破線部分

156

❶	のう 脳	ブレイン **brain**	ナオ 脑
❷	き かん 気管	チュレイキア **trachea**	チィグワン 气管
❸	しょくどう 食道	イソファガス **esophagus**	シーグワン シーダオ 食管／食道
❹	はい 肺	ラン **lung**	フェイ 肺
❺	しんぞう 心臓	ハーッ **heart**	シンヅァァン 心脏
❻	い 胃	スタマック **stomach**	ウェイ 胃
❼	かんぞう 肝臓	リヴァー **liver**	ガンヅァァン 肝脏
❽	たんのう 胆嚢	ゴーゥブラァダー **gallbladder**	ダンナァン 胆囊
❾	ひ ぞう 脾臓	スプリーン **spleen**	ピィヅァァン 脾脏
❿	すいぞう 膵臓	パァンクリアス **pancreas**	イィシエン 胰腺
⓫	ちょう 腸	インテスティン ズ **intestine(s)**	チァンヅ チァアングワン 肠子／肠管
⓬	じゅうに し ちょう 十二指腸	デューアディーナム **duodenum**	シーアルヂーチァン 十二指肠
⓭	しょうちょう 小腸	スモーゥ インテスティン **small intestine**	シアオチャァン 小肠
⓮	だいちょう 大腸	ラージ インテスティン **large intestine**	ダチャァン 大肠
⓯	ちゅうすい 虫垂	アペンディクス **appendix**	ランウェイ 阑尾
⓰	ちょく(ちょう) 直腸	レクタム **rectum**	ヂーチァン 直肠
⓱	じんぞう 腎臓	キドゥニ **kidney**	シェンヅァァン 肾脏
⓲	ぼうこう 膀胱	ユアラネリ ブラァダー **urinary bladder**	パァングアン 膀胱
⓳	こうもん 肛門	エイナス **anus**	ガァンメン 肛门

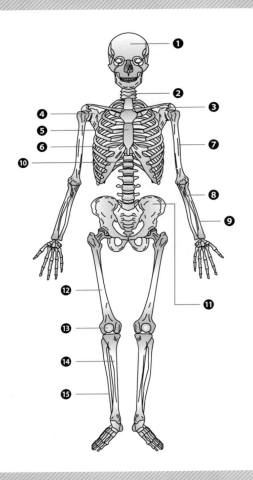

❶	ずがい こつ 頭蓋(骨)	スカゥ skull	ルゥグゥ トウガイグゥ 颅骨／头盖骨
❷	けいつい 頸椎	サーヴィカゥ スパイン cervical spine	ジンヂュイ 颈椎
❸	さこつ 鎖骨	コラー ボウン クラァヴィクゥ collarbone / clavicle	スゥオグゥ 锁骨
❹	けんこうこつ 肩甲骨	ショウゥダー ブレイド shoulder blade	ジエンゲアグゥ 肩胛骨
❺	きょうこつ 胸骨	ブレッスボウン breastbone	シオングゥ 胸骨
❻	ろっこつ 肋骨	リブ rib	レイグゥ 肋骨
❼	じょうわんこつ 上腕骨	ヒューマラス humerus	ゴンググゥ 肱骨
❽	しゃっこつ 尺骨	アゥナ ulna	チーグゥ 尺骨
❾	とうこつ 橈骨	レイディアス radius	ロアオグゥ 桡骨
❿	せきちゅう 脊柱	スパイン スパイヌゥ コラム spine / spinal column	ジィチュウ 脊柱
⓫	こつばん 骨盤	ペゥヴィス pelvis	グゥペン 骨盆
⓬	だいたいこつ 大腿骨	サイ ボウン フィーマー thighbone / femur	グゥグゥ ダァトゥイグゥ 股骨／大腿骨
⓭	しつがいこつ 膝蓋骨	ニーキャプ kneecap	ビンゥグゥ シィガイグゥ 髌骨／膝盖骨
⓮	けいこつ 脛骨	シンボウン shinbone	ジィンゥグゥ 胫骨
⓯	ひこつ 腓骨	キャフ ボウン calf bone	フェイグゥ 腓骨

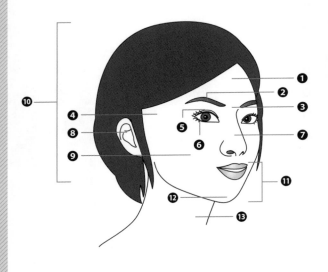

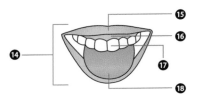

❶	ひたい 額	フォーヘッド forehead	チエンウア 前额
❷	まゆ 眉	アイブラウ eyebrow	メイマオ 眉毛
❸	みけん 眉間	ビトゥウィーン ダ アイブラウズ between the eyebrows	メイシン 眉心
❹	こめかみ	テンプゥ temple	タイヤンシュエ 太阳穴
❺	まぶた 瞼	アイリッド eyelid	イエンジエン 眼睑
❻	め 目	アイ eye	イエンジン 眼睛
❼	はな 鼻	ノウズ nose	ビィヅ 鼻子
❽	みみ 耳	イア ear	アルドゥオ 耳朵
❾	ほお 頬	チーク cheek	ミエンジア 面颊
❿	こうとうぶ 後頭部	バァク オヴ（ダ）ヘッド back of (the) head	ホウナオシャオ 后脑勺
⓫	あご	ジョー jaw	シアバ 下巴
⓬	あごさき あご先	チン chin	シアバジエン 下巴尖
⓭	のど 喉	スロウッ throat	イエンホウ ホウロン 咽喉／喉咙
⓮	くち 口	マウス mouth	ヅゥイ コウ 嘴／口
⓯	くちびる 唇	リップ lip	ヅゥイチュン 嘴唇
⓰	はぐき 歯茎	ガム gum	ヤアイン 牙龈
⓱	は 歯	トゥース tooth	ヤチー 牙齿
⓲	した 舌	タン tongue	ショァトウ 舌头

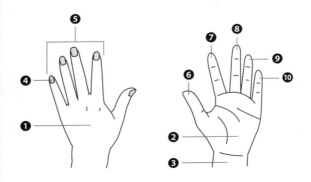

❶	<ruby>手<rt>て</rt></ruby>の<ruby>甲<rt>こう</rt></ruby>	バァク オヴ ダ ハンド back of the hand	ショウベイ 手背
❷	<ruby>手<rt>て</rt></ruby>のひら	パーム palm	ショウヂャァン 手掌
❸	<ruby>手首<rt>てくび</rt></ruby>	リッス wrist	ショウワン 手腕
❹	<ruby>爪<rt>つめ</rt></ruby>	ネイゥ nail	ヂージア 指甲
❺	<ruby>指<rt>ゆび</rt></ruby>	フィンガー(ズ) finger(s)	ショウヂー 手指
❻	<ruby>親指<rt>おやゆび</rt></ruby>	サム thumb	ムゥヂー 拇指
❼	<ruby>人<rt>ひと</rt></ruby>さし<ruby>指<rt>ゆび</rt></ruby>	インデクス フィンガー index finger	シーヂー 食指
❽	<ruby>中指<rt>なかゆび</rt></ruby>	ミドゥ フィンガー middle finger	ヂョンヂー 中指
❾	<ruby>薬指<rt>くすりゆび</rt></ruby>	リング フィンガー ring finger	ウゥミィンヂー 无名指
❿	<ruby>小指<rt>こゆび</rt></ruby>	リトゥ フィンガー little finger	シアオムヂー 小拇指

●痛みに関する語句

痛み	ペイン pain	テゥントゥン 疼痛
ず つう 頭痛	ヘ デ イ ク headache	トウトン 头痛
へん ず つう 偏頭痛	マイグレイン migraine	ピエントウトゥン 偏头痛
きょうつう 胸痛	チェッス ペイン chest pain	シオントゥン 胸 痛
ふくつう 腹痛	ス タ マッケイク stomachache	フゥトゥン ドゥツ トゥン 腹 痛／肚子 痛
ようつう 腰痛	ロ ウ ワ ー バック ペイン lower back pain	ヤオトゥン 腰 痛
せ なか いた 背中の痛み	バァク ペイン back pain	ベイトゥン 背 痛
のど いた 喉の痛み	ソ ー スロウッ sore throat	サンツ トゥン 嗓子 痛
かんせつつう 関節痛	ジョインッ ペイン joint pain	グゥンジエトゥン 关节 痛
し つう 歯痛	トゥーセイク toothache	ヤア トゥン 牙 痛
するど 鋭い	シャープ sharp	ジュイリエ ダ ヅワンシンダ 剧烈 的／钻心 的
にぶ 鈍い	ダゥ dull	インインダ 隐隐 的
さ 刺すような	ス タ ア ビ ン ブ リッキン stabbing / pricking	チェンチャア シーダ 针 扎 似的
し 締め付けるような	スクウィーズィン squeezing	ジヤア シーダ 挤压 似的
や 焼けるような	バーニン burning	シャオデュオ バン ダ 烧灼 般的
ズキズキする／脈打つような	ス ロ ビ ン throbbing	イィ ティアオ イィ ティアオダ 一 跳 一 跳 的
ヒリヒリする	スティンギン ソ ー stinging / sore	ツゥトン 刺痛
でん き はし 電気が走るような	シューティン shooting	ディエンジィ シーダ 电击 似的
はげ 激しい	スィヴィア severe	ジュイリエ ダ 剧烈 的

とつぜん 突然の	サドゥン sudden	トゥファアダ　イィワイダ 突発 的／意外 的
きゅうせい 急性の	アキューツ acute	ジィシンダ 急性 的
まんせい 慢性の	クロニック chronic	マンシンダ 慢性 的
けいぞくてき 継続的な	コンスタンツ　カンティニュアス constant / continuous	リェンシュイダ 连续 的
だんぞくてき 断続的な	インターミットゥンツ intermittent	ドゥンドゥンシュイシュイダ 断断续续　的
きょくしょてき 局所的な	ロウカライズド localized	ジュイブゥダ 局部 的

●症状・状態に関する語句

ねつ 熱	フィーヴァー fever	ファアロア　ファアシャオ 发热／发烧
こうねつ 高熱	ハ イ フィーヴァー high fever	ガオシャオ 高烧
びねつ 微熱	スライツ フィーヴァー slight fever	ディーシャオ 低烧
おかん　さむけ 悪寒／寒気	チゥ chill	ファアレゥン 发冷
せき 咳	コーフ cough	クァソウ 咳嗽
は き け 吐き気	ノーズィア nausea	ゥアシン 恶心
おうと 嘔吐	ヴォミティン vomiting	オウトゥ 呕吐
げ り 下痢	ダイアリーア diarrhea	フゥシエ　ラァ ドゥツ 腹泻／拉 肚子
め 目まい	ディズィニス dizziness	トウユィン 头晕
しっしん 失神	フェインッ　スィンカピ faint / syncope	ホゥンジュエ 昏厥
ほっさ 発作	スィージャー　アタァク seizure / attack	ビィンチィン ファアヅゥオ 病情　发作
ひきつけ	カンヴァルシャン convulsion	ジンジュエ チョウジン 惊厥／抽筋

しびれ	^{ナ ム ニ ス} numbness	^{マアムゥ} 麻木
^{けいれん} 痙攣	^{クランプ} cramp	^{チョウチュウ ジィンルゥアン} 抽搐 ／痙攣
^{だっすいしょうじょう} 脱水症状	^{ディーハイドレイシャン} dehydration	^{トゥオシュイ デョンヂュアン} 脱水　症状
^{ひんけつ} 貧血	^{アニーミア} anemia	^{ピンシュエ} 贫血
^{どうき} 動悸	^{ラピッド ハーッピーッ ／ パァルピテイシャン} rapid heartbeat / palpitation	^{シンジィ} 心悸
^{いきぎ} 息切れ	^{ショーッニス オヴ ブレス} shortness of breath	^{チィジィ ／ ホゥシィ ジィツゥ} 气急 ／呼吸 急促
^{みみな} 耳鳴り	^{イア リンギン ／ ティナタス} ear ringing / tinnitus	^{アルミィン} 耳鸣
かゆみ	^{イ チン} itching	^{ファアヤン} 发痒
^{ほっしん} 発疹	^{ラシュ} rash	^{ピィチェン} 皮疹
^は 腫れ	^{スウェリン} swelling	^{デゥンヂャァン} 肿胀
^{みず　　　　すいほう} 水ぶくれ／水疱	^{ブリスター} blister	^{シュイパオ} 水疱
^{しゅっけつ} 出血	^{ブリーディン ／ ヘ マ リ ジ} bleeding / hemorrhage	^{リゥシュエ} 流血
^{とけつ} 吐血	^{ヴォミティン オヴ ブラド} vomiting of blood	^{カシエ ／ トゥシエ} 咯血／吐血
^{こうけつあつ} 高血圧	^{ハイパーテンシャン} hypertension	^{ガオシュエヤァ} 高血压
^{ていけつあつ} 低血圧	^{ハイポーテンシャン} hypotension	^{ディーシュエヤァ} 低血压
^{こきゅうこんなん} 呼吸困難	^{ディスプニーア} dyspnea	^{ホゥシィ クンナン} 呼吸 困难
^{か　こきゅう　　かかんき} 過呼吸／過換気	^{ハイパーヴェンタレイシャン} hyperventilation	^{グゥオドゥ ホワンチイ} 过度 换气
^{ほっさ} パニック発作	^{パァニク アタック} panic attack	^{ジィンコン ファアツゥオ} 惊恐　发作
^{えんしょう} 炎症	^{インフラメイシャン} inflammation	^{ファアイェン ／イェンヂョン} 发炎 ／炎症
^{かんせん} 感染	^{インフェクシャン} infection	^{チュウンロァン ガンロァン} 传染 ／感染

つわり	モーニン スィックニス morning sickness	ツァオ ユィン ファンイン 早孕　反応
じんつう 陣痛	レイバー ペイン labor pain	チャンチェンチェントォン 产前　阵痛
そうざん 早産	プリーマチュア バース premature birth	ツァオチャン 早产
りゅうざん 流産	ミス キャ リ ジ miscarriage	リウチャン 流产

●病気に関する語句

かぜ 風邪	コウッド cold	ガンマオ 感冒
インフルエンザ	インフルエンザ フルー influenza / flu	リウガン 流感
はいえん 肺炎	ニュ モ ウ ニャ pneumonia	フェイイエン 肺炎
かふんしょう 花粉症	ヘイ フィーヴァー ポラン アラジー hay fever / pollen allergy	ホワフェンヂョン 花粉症
ねっちゅうしょう 熱中症	ヒーッストロウク heatstroke	ヂョンシュウ 中暑
しょくちゅうどく 食中毒	フード ポイ ズ ニン food poisoning	シーウゥ ヂォンドゥ 食物 中毒
いえん 胃炎	ガスチュライティス gastritis	ウェイイエン 胃炎
ちょうえん 腸炎	エンテライティス enteritis	チャンイエン 肠炎
かんえん 肝炎	ヘパタイティス hepatitis	ガンイエン 肝炎
ふくまくえん 腹膜炎	ペリタナイティス peritonitis	フゥモオイエン 腹膜炎
ちゅうすいえん／もうちょうえん 虫垂炎／盲腸炎	アペンダサイティス appendicitis	ランウェイイエン 阑尾炎
ぼうこうえん 膀胱炎	スィスタイティス cystitis	パングアンイエン 膀胱炎
ふせいみゃく 不整脈	イレギュラー ハーッ ビーッ irregular heartbeat / アリドゥミア arrhythmia	シンリュィ ブゥ チィ 心律 不齐

しんふぜん 心不全	ハーツ フェイリャー heart failure	シンリィ シュワイジエ 心力 衰竭
しんきんこうそく 心筋梗塞	マイアカーディアゥ インファークシャン myocardial infarction	シンジイ ゲゥンスァ 心肌 梗塞
しんぞうほっさ 心臓発作	ハーツ アタァク heart attack	シンツァンビィン ファアヅゥオ 心脏病　　发作
どうみゃくこうか 動脈硬化	アーティアリオゥスクリアロゥスィス arteriosclerosis	ドンマイ イィンホワ 动脉 硬化
のうこうそく 脳梗塞	ブレイン インファークシャン brain infarction	ナオゲゥンスァ 脑梗塞
のうそっちゅう 脳卒中	ストロゥク stroke	ナオヂォンフォン ナオツゥヂォン 脑中风 ／脑卒中
くも膜下出血	サバラクノイド ヘ マ リ ジ subarachnoid hemorrhage	ヂゥワンモォシア チアンチュウシエ 蛛网膜　下 腔　出血
とうにょうびょう 糖尿病	ダイアビーティス diabetes	タァンニアオビィン 糖尿病
ぜんそく 喘息	ア ズ マ asthma	シアオチュゥワン 哮喘
てんかん 癲癇	エパレプスィ epilepsy	ディエンシエン ヤンジアオフォン 癲痫 ／羊角风
がん 癌	キャンサー cancer	アイヂォン 癌症

●けがに関する語句

き きず 切り傷	カッ cut	グァ シャアン ダオ シャアン 割伤／刀伤
す きず 擦り傷	スクラァチ scratch	フゥア シャアン ツァア シャアン 划伤／擦伤
だ ぼく しょう ざ しょう 打撲(傷)／挫傷	ブルーズ bruise	デュアン シャアン ツゥオ シャアン 撞伤／挫伤
む ち う そんしょう むち打ち損傷	ウィ プラ シュ インジャリ whiplash injury	ホゥイ ビエン シャアン 挥鞭伤
ねん ざ 捻挫	スプレイン sprain	ニゥ シャアン 扭伤
こっせつ 骨折	フラァクチャー fracture	グゥヂョア 骨折
は しょうふう 破傷風	テ タ ナ ス tetanus	ポォ シャアン フォン 破伤风
ねっしょう やけど／熱傷	バーン burn	タァン シャアン シャオ シャアン 烫伤／烧伤
とうしょう 凍傷	フロス ッバイッ frostbite	ドォン シャアン 冻伤

168

●器具などの名称

体温計 (たいおんけい)	サーモマター thermometer	体温計 (ティーウェンジィ)
注射器 (ちゅうしゃき)	インジェクター サリンジ injector / syringe	注射器 (ヂュウシャァチィ)
はさみ	スィザーズ scissors	剪刀 (ジエンダオ)
ピンセット	トウィーザーズ tweezers	镊子 (ニエツ)
綿棒 (めんぼう)	コトゥン スウォブ cotton swab	棉棒 (ミエンバァン)
ガーゼ	ゴーズ gauze	纱布 (シャアブゥ)
絆創膏 (ばんそうこう)	(アドヒースィヴ) バァンディジ (adhesive) bandage	创可贴 (チュアンクァティエ)
包帯 (ほうたい)	バァンディジ ヂュレスィン bandage / dressing	绷带 (ボンダイ)
消毒用アルコール (しょうどくよう)	ラビン アゥコホゥ rubbing alcohol	消毒用 酒精 (シアオドゥヨン ジウジゥン)
おむつ	ダイアパー diaper	尿布／尿片 (ニアオブゥ ニアオピエン)
ギプス	(プラァスター) キャッス (plaster) cast	石膏 绷带 (シーガオ ボンダイ)
松葉杖 (まつばづえ)	クラッチ crutch	拐杖 (グワイヂャァン)
車椅子 (くるまいす)	ウィーゥチェア wheelchair	轮椅 (ルンイィ)

169

●薬・治療などに関する語句

しょほうせん 処方箋	プリスクリプシャン prescription	チュウファアン ヤオファアン 处方 ／药方
ないふくやく 内服薬	オーラゥ メディスン oral medicine	ネイフゥヤオ 内服药
がいようやく 外用薬	イクスターナゥ メディスン external medicine	ワイヨンヤオ 外用药
め ぐすり 目薬	アイヂュロップス eyedrops	イエンヤオシュイ 眼药水
い ぐすり 胃薬	スタマック メディスン stomach medicine	ウェイヤオ 胃药
か ぜぐすり 風邪薬	コウゥド メディスン cold medicine	ガンマオヤオ 感冒药
かんぽうやく 漢方薬	チャイニーズ メディスン Chinese medicine	チォンヤオ 中药
こうせいぶっしつ 抗生物質	アンティバイオティック antibiotic	カフションスゥ 抗生素
ちんつうざい 鎮痛剤	アナゥジーズィック ペイン リリーヴァー analgesic / pain reliever	ヂートォンヤオ 止痛药
ちんせいざい 鎮静剤	セダティヴ sedative	ヂェンヂィンヂィ 镇静剂
ますい 麻酔	アナススィージャ anesthesia	マァヅゥイ 麻醉
きょくしょ ますい 局所麻酔	ロウカゥ アナススィージャ local anesthesia	ジュイブゥ マァヅゥイ 局部 麻醉
ぜんしん ますい 全身麻酔	ジェナラゥ アナススィージャ general anesthesia	チュエンシェン マァヅゥイ 全身 麻醉
きゅうきゅうしゃ 救急車	アンビュランス ambulance	ジゥホゥチョア 救护车
ゆ けつ 輸血	ブラッド チュランスフュージャン blood transfusion	シュゥシュエ 输血
ワクチン	ヴァックスィーン vaccine	イィミアオ 疫苗

表現さくいん

さ

し

す

MEMO

MEMO

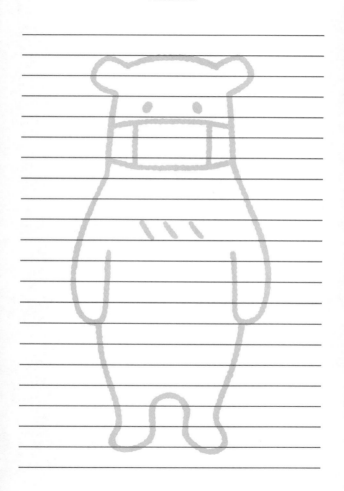

MEMO

聖路加国際病院（せいるかこくさいびょういん）
1901年にアメリカ人宣教医師によって設立される。キリスト教精神の下、国内外から患者を受け入れ国際病院としての役割を果たしてきたことで知られ、近年は、外国人患者が安心して受診できるよう、院内表示の多言語化や全職員への英語学習支援などに注力している。

日英中対応 医療会話シリーズ1
誰でも使える！
病気・けが・救助の英・中会話表現

発行日 | 2020年9月18日 初版

監修	聖路加国際病院
編集	株式会社アルク 文教編集部
中国語翻訳	顧蘭亭
編集協力	林屋啓子
英文校正	Peter Branscombe、Margaret Stalker
イラスト	山内庸資、矢戸優人、吉泉ゆう子
表紙デザイン	小口翔平＋加瀬梓（tobufune）
本文デザイン・DTP	株式会社創樹
印刷・製本	日経印刷株式会社
ナレーション	Katie Adler、Jack Merluzzi、桑島三幸
録音・編集	株式会社メディアスタイリスト
発行者	天野智之
発行所	株式会社アルク 〒102-0073 東京都千代田区九段北 4-2-6 市ヶ谷ビル
Website	https:// www.alc.co.jp/

地球人ネットワークを創る

アルクのシンボル
「地球人マーク」です。